Ralf Caspary

Alles Neuro?

Was die Hirnforschung verspricht und nicht halten kann

HERDER

FREIBURG · BASEL · WIEN

www.herder.de

Satz: Layoutsatz Kendlinger
Herstellung: CPI Moravia Books, Pohorelice

Gedruckt auf umweltfreundlichem, chlorfrei gebleichtem Papier
Printed in Czech Republic

ISBN 978-3-451-30275-6

Inhalt

Vorwort 7

1. Abschied von der Willensfreiheit – 11
Nur ein Neuromythos?

2. Wir sind bessere Bioautomaten – 38
Das neue Menschenbild der Hirnforschung

3. Blicke in die Black Box – 63
Die Geschichte der Hirnforschung und der Reduktionismus

4. Macht „Neuro" wirklich alles neu? 75

5. Hirnforscher als Visionäre und Gesellschaftskritiker 101

6. Über Mäuse, Ratten, Schnecken und Menschen – 124
Das neurowissenschaftliche Experiment

7. Neuromythos – Mehr ist immer besser? 151

8. Neuromythos – Achtung Zeitfenster! 173

9. Der Lernturbo – Positive Emotionen 187

10. Neuronenfeuer in der Leistungsgesellschaft 207

Literatur 214

Vorwort

Ich habe die letzten Jahre viele öffentliche Veranstaltungen besucht, auf denen über die Möglichkeiten einer besseren Förderung von Kindern schon in der Vorschule diskutiert wurde. Auffallend war, dass dort fast jeder Erziehungswissenschaftler oder Pädagoge seine Powerpoint-Präsentation damit begann, auf die neuen und alarmierenden Erkenntnisse der Hirnforschung hinzuweisen: „Wissen Sie, meine Damen und Herren, das Gehirn lernt immer, das zeigt uns die Hirnforschung. Gerade bei Kindern ist es äußerst lernbegierig, das muss man endlich mal zur Kenntnis nehmen. Wir müssen die ganz Kleinen viel besser unterstützen!"

Meistens war natürlich auch ein Hirnforscher eingeladen, der viele bunte Bilder von Gehirnarealen zeigte und über Synapsen und Langzeitpotenzierung dozierte. Manchmal hielt auch ein Lernpsychologe einen Vortrag, der ganz ohne Hirnforschung Wichtiges zu sagen hatte, doch das war eher die Seltenheit.

Ich hatte bei solchen Veranstaltungen immer wieder den Eindruck, man könne mit den Erkenntnissen der Hirnforschung sofort alle Zuhörer auf seine Seite ziehen. Man stieß damit auf vorbehaltlose Zustimmung. Wer das Präfix „Neuro" benutzt, gilt sofort als innovativ. Wer das Gehirn kennt, seine Funktionsweise analysiert hat, dem kann man vertrauen, er ist Naturwissenschaftler und kein Prediger, der an irgendetwas bloß glaubt. Diese Meinung scheint sich in der Öffentlichkeit etabliert zu haben.

Hirnforschung ist „in", und die dazugehörigen Wissenschaftler nehmen auf der öffentlichen Bühne viele Rollen ein. Sie verstehen sich als Retter der hilflosen Lehrer, die angeblich nicht wissen, wie sie auf PISA reagieren sollen. Sie verstehen sich als freundliche Kolonialisten, die alle möglichen geisteswissenschaftlichen Gebiete von der Theologie über die Philosophie bis hin zur Germanistik einnehmen und mit ihren Theorien besetzen. Sie sind Geburtshelfer, die in ihren Labors neue Menschenbilder und Ideen kreieren, sie sind schließlich Lotsen, die uns Orientierungshilfen geben, damit wir für die Zukunft gerüstet sind.

Stimmt das alles, haben wir es mit einer neuen faszinierenden Leitwissenschaft zu tun? Diese Frage hat mich beim Schreiben des Buchs begleitet. Ich habe Fach- und Ratgeberliteratur gelesen, Zeitungsartikel, Bücher von Hirnforschern, Philosophen, Psychologen und Pädagogen, ich bin immer wieder auf Konzepte, Theorien und Ansätze gestoßen, die sich teils widersprechen, teils ergänzen. Das lässt sich irgendwie nicht mit den selbstbewussten Plädoyers vieler Forscher zu so wichtigen Themen wie Willensfreiheit, Menschenbild und Lernen in der Schule vereinbaren. Wenn behauptet wird, man könne schnell mal mit Experimenten im Scanner die Willensfreiheit des Menschen ad acta legen, das schulische Lernen auf neue Grundlagen stellen oder das traditionelle Menschenbild entsorgen, passt das nicht zu der Tatsache, dass die Neurowissenschaften, auch wenn sie eine lange Tradition hinter sich haben, noch ganz am Anfang stehen und sich aus vielen Forschergruppen mit unterschiedlichen Sichtweisen zusammensetzen.

Das meiste, was diese Disziplin im Moment zu bieten hat, ist Grundlagenforschung. Viele Experimente, das zeigt dieses Buch, sind simpel und haben eine beschränkte und vorläufige Aussagekraft. Und vor allem hat sich in die Argumentation so mancher Neuromythos eingeschlichen, der besonders von der Ratgeberliteratur begierig aufgegriffen und zu plakativen Parolen umgeformt wird.

Ich maße mir nicht an, es besser als ein Neurowissenschaftler zu wissen, zumal ich ein Geisteswissenschaftler bin, dem eher Begriffe wie Kultur, Freiheit, Geist, Selbstbewusstsein, Individuum vertraut sind. Ich habe das Buch auch nicht geschrieben, um dieser sicher faszinierenden Disziplin an den Karren zu fahren oder um mich auf irgendeine Weise gegen eine bessere Förderung unserer Kinder im Kindergarten oder in der Schule auszusprechen. Ich habe lediglich Material zusammengetragen, mich über Mythen, Visionen, Theorien und Konzepte gewundert und versucht, dieser Verwunderung Ausdruck zu verleihen. Hier und da gieße ich Wasser in den Wein der Neurowissenschaftler, weil ich es mit dem Filmemacher Woody Allen halte, der gesagt haben soll: „Das Gehirn ist mein zweitliebstes Organ." Ja, ich weiß, das ist von ihm natürlich sexistisch-ironisch gemeint, aber ich deute das so: Ich bin zwar nichts anderes als mein Gehirn, aber ich glaube, dass es mir sehr viele Frei- und Spielräume lässt, wie ich mit ihm und den Erkenntnissen der Hirnforscher umzugehen habe!

Ich danke dem Verlag Herder und vor allem meinem geduldigen Lektor, German Neundorfer, dafür, dass ich dieses Buch schreiben und mich monatelang in den Neuronendschungel vertiefen konnte.

1. Abschied von der Willensfreiheit – Nur ein Neuromythos?

„Der freie Wille existiert nicht.“
Carl Vogt

Am Beginn dieses Buchs möchte ich Sie mit auf eine Reise nehmen. Es geht mitten durch den Dschungel der Argumente und Gegenargumente sowie der Experimente, damit klar wird, wie Hirnforscher „ticken“, mit welchen Thesen sie die Öffentlichkeit faszinieren und gleichzeitig verunsichern. Und vor allem: welche Kritik die andere Partei, bestehend aus Philosophen, Kulturwissenschaftlern, Psychologen, Juristen, dem entgegensetzt.

Beide Fraktionen scheinen dabei oftmals aneinander vorbeizureden: Die Theorien der Hirnforschung bezüglich der Freiheit, die seit ein paar Jahren kontrovers diskutiert werden, sind nämlich gar nicht so revolutionär, wie sie auf den ersten Blick erscheinen. Vor allem, wenn man bedenkt, dass ein Freiheitsbegriff attackiert wird, der mindestens so alt ist wie der deutsche Idealismus eines Kant oder Hegel. Und die Kritik der Philosophen erscheint überzogen, weil sie sich von „harten“ Naturwissenschaftlern mit ihrem Drang zur Nüchternheit und Objektivität bevormundet fühlen.

Ich vermute, es ergeht den Hirnforschern mit der Willensfreiheit wie Goethes Fischer: Halb werden sie gezogen, halb sinken sie hin. Gezogen werden sie von einer Mediengesellschaft, die begierig ist auf naturwissenschaftliche Revolutionen, Umbrüche und Neuigkeiten. Halb sinken sie hin, weil sie einigen wenigen Experimenten eine zu starke Bedeutung zumessen und dazu noch den guten alten Immanuel Kant mit seinem metaphysischen Willensbegriff und unsere durch und durch unwissenschaftliche Alltagsintuition Lügen strafen. Die Reise beginnt:

Ein Experiment, die Folgen und viele Fragen

Stellen Sie sich bitte vor, Sie nehmen an folgendem Experiment teil: Sie sitzen vor einer Art Uhr mit einem schnell rotierenden Zeiger, der ca. ein bis drei Sekunden für einen Umlauf benötigt. Sie werden gebeten, irgendwann spontan mit der rechten Hand auf einen Knopf zu drücken. Sie sollen sich die Zeigerstellung zum Zeitpunkt Ihres Entschlusses für diese Handlung genau merken und den Wissenschaftlern, die dieses Experiment durchführen, dann auch mitteilen. Gleichzeitig wird mittels EEG das elektrische Potenzial in Ihrem Gehirn gemessen, das sich vor der Aktivierung der motorischen Zentren für Arm und Hand in bestimmten Regionen des Gehirns aufbaut. Man nennt es das „Bereitschaftspotenzial". Es entsteht – wie der Bremer Hirnforscher Gerhard Roth ausführt – dadurch, dass immer mehr „Kortexneurone, die mit dem Starten einer Bewegung zu tun haben, in einen Gleichtakt geraten, bis schließlich die Gesamtstärke der Erregung so hoch ist", dass die Bewegung ausgeführt werden kann.

So weit, so gut. Das Experiment hat folgendes Ergebnis: Das EEG zeigt deutlich, dass sich das Bereitschaftspotenzial 550 Millisekunden vor dem spontanen Entschluss aufbaut. Sie als Versuchsteilnehmer haben aber angegeben, dass Sie sich erst 200 Millisekunden vor der Bewegung dazu entschieden haben. Anders ausgedrückt: Der Zeitpunkt des Willensentschlusses trat deutlich „nach" Beginn des Bereitschaftspotenzials auf.

„Na und!", werden Sie lapidar sagen, „Was ist daran so interessant? Ich habe einen Willen, und damit dieser sich in irgendeiner Handlung realisieren kann, muss sich mein Gehirn dazu in Stellung gebracht haben, sonst könnte ja gar nichts passieren. Ohne elektrische Impulse keine Muskelbewegung. So what?" – Sie irren sich.

Das Experiment hat mittlerweile in der Gemeinde einiger Hirnforscher – und die Betonung liegt auf „einiger" – Kultstatus erlangt, weil es die Willensfreiheit in Frage stellt. So die gängige Interpretation. Wobei schon hier eine wichtige Differenzierung nötig ist: Es handelt sich um eine bestimmte Definition von Willensfreiheit.

Der US-amerikanische Physiologe Benjamin Libet veröffentlichte 1983 erstmals sein Experiment und deutete das Ergebnis folgendermaßen: Der Willensentschluss kann nicht die Handlung gestartet haben, das Gehirn hat sich exakt 350 Millisekunden vor Ihrem bewussten Ich, quasi hinter Ihrem Rücken, zu der Handlung entschieden.

Das Experiment wurde mittlerweile wiederholt, ergänzt und verfeinert, mit immer demselben Ergebnis. Wir tun nicht, was wir wollen, sondern wir wollen, was wir tun – so lautet das griffige Resümee des Psychologen und Kognitionswissenschaftlers Wolfgang Prinz. Er macht warnend darauf aufmerksam, wie folgenreich Libets Experiment für einige Hirnforscher ist. Der US-amerikanische Psychologe und Hirnforscher Michael Gazzaniga formuliert es sinngemäß so: Wir sind die Letzten, die erfahren, was unser Gehirn vorhat. Das bewusste Ich – so umschreibt es Gerhard Roth – ist nicht mehr der eigentliche Herr im Haus, der allmächtige „Steuermann", wie uns das die Intuition hartnäckig suggeriert. Das Gehirn und seine unbewussten neuronalen Vorgänge sind in Wahrheit die Ursache für unsere Willenshandlungen.

Der Leser und der Hirnforscher: Ein fiktiver Dialog

Aha, werden Sie nun sagen. Gut und schön, es geht also bei diesem Experiment erst einmal um die Chronologie der Ereignisse: Mein Wille kommt immer zu spät. Das ist wie bei der

Fabel mit dem Hasen und dem Igel. Der Igel ist das Bereitschaftspotenzial, das hinter dem Rücken des armen Hasen, meines bewussten Ich, sich schon zu dem Knopfdruck entschieden hatte. Also wird mein bewusstes Ich von einer Region im Gehirn gesteuert, die ich nicht im Griff habe. Soweit, werden Sie anmerken, verstehe ich die Schlussfolgerung. Und was bedeutet das nun konkret für meine Freiheit?

Hirnforscher wie Wolf Singer und Gerhard Roth würden Ihnen antworten: Richtig! Sie haben erkannt, um was es bei dem Experiment geht. Ihr Wollen und Ihr damit verbundenes bewusstes Ich sind nicht die Ursachen für die Handlung, sondern neuronale Prozesse tief im Innern Ihres Gehirns, die die Handlung von Anfang an schon geplant haben. Siehe Bereitschaftspotenzial.

Und natürlich: Sie begreifen sich als ein beseeltes Wesen, das immer an einer immateriellen, geistigen Sphäre teilhat, das immer die eigentliche Ursache für eine Handlung ist; Ihnen erscheint das wertende und entscheidende Ich als eine geistige Entität, die sich der neuronalen Prozesse allenfalls bedient. Und deshalb billigen Sie Ihrem Wollen inkonsequenterweise zu, dass es „letztinstanzlich und unverursacht, also frei“ ist.

Aber bitte schön, lieber Versuchsteilnehmer! Das sind Illusionen. Sie und Ihr bewusstes Ich samt Willen basieren nicht auf einer geistigen Sphäre, die rein und unberührbar ist, stark und autonom, die angeblich nichts zu tun haben will mit physikochemischen Prozessen in Ihrem Gehirn. Verstricken Sie sich bitte nicht mehr in diesen veralteten Dualismus. Sie können Ihr Ich nicht fein säuberlich aufteilen: Hier ist die Ebene der Natur, der Neuronen, dort die Ebene des immateriellen Geistes, der Freiheit. Lösen Sie sich doch endlich von diesen falschen trügerischen Annahmen. Das Bereitschaftspotenzial zeigt, dass es keine Sphäre jenseits der Neuronen gibt. Da können Sie machen, was Sie wollen.

Und Sie werden jetzt einwenden: Verehrte Hirnforscher, das müssen Sie mir bitte näher erläutern. Ich habe doch immer das Gefühl, dass mein Wille autonom ist und diese ganze wundersame Chemie und „Elektrik“ im Gehirn erstens souverän steuern und zweitens auch verlassen kann. In vielen Situationen sage ich mir, ich kann jetzt einfach so oder so handeln, egal, was mir die Neuronen diktieren.

Die Hirnforscher antworten mit apodiktischem Ton: Befreien Sie sich mal von diesen vagen Gefühlen und Illusionen. Die interessieren uns Naturwissenschaftler sowieso nicht. Uns geht es um Naturgesetze, die man auf objektive Weise beschreiben kann. Wie sollen wir Ihr immaterielles Ich und seinen Willen messen und beschreiben? Wie sollte so ein geisterhafter Geist auf die neuronalen Prozesse in Ihrem Gehirn Einfluss nehmen, damit das, was Sie denken und planen, schließlich Wirklichkeit wird?

Wir Hirnforscher können Ihnen diese Frage auf überzeugende Weise beantworten: Das immaterielle Ich oder der immaterielle Willen, von dem Sie immer noch fälschlicherweise ausgehen, muss doch letztlich irgendeine Form von physikalischer oder chemischer Energie aufbringen, um neuronale Vorgänge zu beeinflussen. Wenn Ihr Wille etwas will und eine Handlung ausführen will, muss er ja über Energie verfügen. Er muss neuronale Prozesse steuern, er muss den angeblich metaphysischen Thron, auf dem er selbstherrlich sitzt, verlassen und sich in die Niederungen der Welt der elektrischen Impulse und biochemischen Reaktionen begeben. Sonst würde ja nichts passieren. Da könnte Ihr Wille noch so viel wollen. Also: Ihr immaterielles Ich muss über Energie verfügen, und zwar nicht über eine mystische spirituelle, sondern eine ganz handfeste physikalische Energie. Besitzt es aber Energie, dann kann es nicht immateriell sein, dann muss es den Naturgesetzen unterworfen sein. Was zu beweisen war.

Das ist nun aber doch Physikalismus in reinster Form, wenden Sie wiederum ein und werden etwas ungehalten. Sie, liebe Hirnforscher, streiten meinem Willen und Geist jegliche Selbstständigkeit und Selbsttätigkeit ab. Das sind für Sie wohl nur noch naturhafte Prinzipien, die Sie mühe- und restlos mit dem naturwissenschaftlichen Instrumentarium objektivieren können. Ich sehe dabei nur ein Problem: Ihre Disziplin ist doch noch gar nicht so weit. Ja gewiss, Sie können ein Bereitschaftspotenzial messen und vielleicht auch noch andere Vorgänge, aber Sie können doch nicht in mein Gehirn gucken und Freiheit sehen. Das wäre doch übertrieben, oder?

Die Hirnforscher lehnen sich ganz entspannt zurück: Sie haben Recht, unsere Disziplin hat noch viel vor, aber schon jetzt zeigen Experimente wie das von Libet, wohin die Reise geht. Ihren freien Willen im starken metaphysischen Sinne können wir fürs Erste mit dem nüchternen neurowissenschaftlichen Vokabular zu Grabe tragen. Es geht um jenen immateriellen Willen, der – so hat es auch der Philosoph Kant beschrieben – aus dem Reich der Naturgesetze herausgehoben und damit Symbol einer metaphysisch verankerten Freiheit zur vernünftigen Sittlichkeit ist.

Diesen Willen mögen wir Naturwissenschaftler nicht. Er kann sich ja im besten Falle gegen alle subjektiven Neigungen, Wünsche, Gefühle, Begierden entscheiden, gegen vom Gehirn gesetzte Bewertungen und Motivationen. Er wird davon nicht – so nennen das die Philosophen – „determiniert". Und weil das so ist, kann man prinzipiell mit ihm aufsteigen in eine Art platonischen Ideenhimmel, um dem absolut Guten folgen zu können. So stellte sich das zumindest der Philosoph aus Königsberg vor. Das ist idealistischer Humbug, lieber Versuchsteilnehmer!

Diesem Willen läuten wir Hirnforscher frohgemut die Sterbeglöcklein, vergessen Sie ihn und mit ihm die ganze Metaphysik! Nach allem, was wir über Handlungspsychologie und Neurologie wissen, ist dieser Wille, der machen kann, was er will, pure Fiktion. Nochmal: Es gibt kein unverursachtes Wollen, kein immaterielles bewusstes Ich.

Ich verstehe, sagen Sie und sind immer noch skeptisch. Wenn ich mich an den guten alten Kant halte und an den angeblich freien Willen, liege ich falsch. Vor meinem Willen hat sich mein Gehirn mit dem ominösen Bereitschaftspotenzial schon zu diesem kleinen unbedeutenden Knopfdruck im Libet-Experiment entschieden. Sie wollen ja eigentlich nur den Kant ad acta legen und meine Intuition zerstören, mit der ich mir einbilde, ich hätte einen immateriellen Willen. Und mir scheint, dass Ihre Theorien auch etwas mit dem Unbewussten zu tun hat. Denn das Bereitschaftspotenzial wird doch im Unbewussten aufgebaut, deshalb steht es auch am Anfang einer Handlung, die erst nach ihrer Vorbereitung in mein Bewusstsein kommt und dann von meinem bewussten Ich nur noch abgesegnet werden kann. Das ist so eine Art Ratifizierung im Nachhinein.

Wenn ich richtig liege, müssen Sie mir das noch genauer erklären, vor allem müssen Sie mir zeigen, wie und warum sich mein Alltagsverständnis, wenn es denn so falsch ist, überhaupt bilden konnte, aus welchen Quellen es sich speist. Und ich habe noch eine Frage: Wenn alles Handeln durch Neuronen gesteuert und verursacht wird, könnten Sie ja auch meine gesamten Entscheidungen und Handlungen voraussehen. Falls es jemals möglich sein sollte, mein komplexes Gehirn und alle seine Vorgänge vollständig zu analysieren.

Sie, lieber Herr Singer, dürften ja wie viele Hirnforscher ein guter Determinist sein. Sie behaupten doch immer wieder, alles wird von Neuronen determiniert. Und nach dieser Lesart, das habe ich mal im Physikunterricht in der Schule gelernt, wäre jeder gegenwärtige Zustand im Gehirn abzuleiten aus seinem vorherigen. Es gäbe dann nichts Unvorhersehbares in meinem Gehirn, keine Zauberei, keinen Zufall. Sie könnten mich irgendwann als einen Bioautomaten beschreiben, der handelt wie ein Roboter.

Wolf Singer wird Ihnen antworten: Ich gehe davon aus, dass der Determinismus auch für so ein komplexes System wie Ihr Gehirn gelten dürfte. Da müssen wir aber noch viele Experimente durchführen. Und was ist so schlimm daran, wenn Sie ein Bioautomat sein sollten? Ihr Gehirn wird Sie schon sicher und gut durchs Leben führen, sonst gäbe es ja in und um uns herum nur Chaos und Wahnsinn, das ist aber nicht der Fall. Ihre Neuronen sind ja hervorragende Piloten. Und ich zeige Ihnen gleich, warum Ihre Alltagsintuition falsch ist, warum sie sich dennoch etablieren konnte.

Mit dem Unbewussten liegen Sie auch richtig, doch dazu müssen Sie die Theorie von meinem geschätzten Kollegen Gerhard Roth aus Bremen nachvollziehen. Der zeigt Ihnen nämlich auch, dass die meisten Handlungen, von denen wir meinen, wir würden Sie bewusst ausführen, aus den Tiefen des Unbewussten kommen. Bitte passen Sie nun auf!

(Die hier aufgeführten Thesen beziehen sich hauptsächlich auf den Essay von Singer: „Verschaltungen legen uns fest: Wir sollten aufhören, von Freiheit zu sprechen").

Der Steuermann geht von Bord!
Die Theorien von Roth und Singer

Gerhard Roth, Hirnforscher an der Universität Bremen und Gründungsdirektor des Hanse-Wissenschaftskollegs, propagiert das Konzept von einem unbewussten Handlungsgedächtnis. Und jetzt wird es kompliziert, aber es ist wichtig, diese Differenzierungen nachzuvollziehen. Ihm geht es darum, zu zeigen, dass alle Handlungen, seien sie auch noch so rational geplant, von subkortikalen (= von der Hirnrinde umschlossenen) neuronalen Systemen im Gehirn vorbereitet und ausgelöst werden, die für Affekte, Gefühle und Handlungsplanung zuständig sind. Sie sind in ihrem komplexen Zusammenspiel der eigentliche Motor unseres Handelns.

Der Hirnforscher ist wie Singer davon überzeugt, dass man aus neurobiologischer Perspektive deshalb nicht mehr vom „starken" Willen im kantischen Sinn sprechen könne, weil das bewusste rationale Ich nicht die Instanz sei, die das Handeln steuert, sondern die „außerhalb der Großhirnrinde angesiedelten und damit völlig unbewusst agierenden Basalganglien". In ihnen sind alle „bisher erfolgreich durchgeführten Handlungsweisen entsprechend der Art ihrer Ausführung gespeichert". Sie stellen das unbewusste „Handlungsgedächtnis" dar. Ohne die Unterstützung der Basalganglien könne eine Willkürhandlung überhaupt nicht gestartet werden. Das zeige sich an Parkinsonpatienten, die sich bewegen wollen, es aber aufgrund einer Erkrankung eines Teils der Basalganglien nicht mehr können.

In den Basalganglien wird bei gesunden Menschen der Neurotransmitter Dopamin ausgeschüttet, der wiederum eine bestimmte Handlung freischaltet, die dann auch ausgeführt wird. Roth fasst zusammen: Ob wir etwas tun oder nicht, hängt von dieser Freischaltung ab, nicht davon, ob wir es gewollt haben.

Wichtig dabei ist weiterhin, dass das ebenfalls unbewusst arbeitende subkortikale limbische System als übergeordneter Lenker diesen Dopaminschalter kontrolliert, ihn also aus- oder einschaltet. Das limbische System ist – so Roth – für die emotionale Konditionierung zuständig. Dort werde peinlich genau registriert und abgespeichert, in welcher Weise bestimmte Handlungen positive oder negative Konsequenzen für den Organismus nach sich ziehen. Beim Wiedererleben der Ereignisse würden die Bewertungen dann abgerufen, und wir erleben das als positive oder negative Gefühle. Sie führten uns zur Ausführung der Handlung oder aber zu deren Vermeidung.

Übersetzen wir das mal in Alltagspsychologie: Sie haben als Kind Ihre Hand auf die heiße Herdplatte gelegt und sich dabei furchtbar verbrannt. Im limbischen System wurde abgespeichert: „Achtung! Die Handlung ‚Hand auf Herdplatte legen' ist mit Schmerz verbunden!" Diese Handlung werden Sie nie wieder ausführen, beziehungsweise: Ihr limbisches System wird diese Handlung nie wieder zur Ausführung kommen lassen, es verhindert die Dopaminausschüttung. Und das ist auch gut so! Der Sinn des limbischen Systems liegt genau in dieser Schutzfunktion. Es ist sozusagen eine Festplatte, die alle emotional wichtigen Erfahrungen Ihrer Biografie aufbewahrt und bewertet.

Hirnforscher verweisen dabei auch gerne auf unsere Vorfahren und argumentieren evolutionsbiologisch. Für unsere Vorfahren, die Jäger in der Savanne, war es überlebenswichtig, vor einem Säbelzahntiger rechtzeitig zu flüchten. Deren limbisches System hatte abgespeichert: „Achtung, Säbelzahntiger, sofort flüchten, mit dem gab es schon einmal ein gefährliches Erlebnis!"

Komplexe Entscheidungs- und Handlungsprozesse interessieren Roth zunächst nicht. Er präferiert eine bestimmte Art von Experimenten, die auf simple Spontanhandlungen zugeschnitten sind. Sie bestätigen nämlich die Macht des Unbewussten und die Ohnmacht des Bewusstseins. Roth hat in einem Interview mit mir einmal folgendes Experiment beschrieben, das er zugleich mit einer kritischen Replik auf das Konzept von Willensfreiheit der idealistischen Philosophie einleitet:

„Wenn man gefragt wird, wer hat da gerade den Arm bewegt, wird jeder normale Mensch sagen, ich war das. Und wenn man fragt, wer ist denn dieses Ich, dann wird man sagen, der, der gerade denkt, fühlt, dieses bewusste Ich. Das ist der Akteur, der Verursacher, der mentale geistige Verursacher meiner Handlungen, so wie es Descartes und Kant auch beschrieben haben. Und die moderne Forschung zeigt, dass das eine Illusion ist. Und zwar aufgrund einfacher Experimente. Man kann jemandem im Labor die Wahl geben, mit der linken oder rechten Hand einen linken oder rechten Knopf zu drücken. Und ich als Proband muss das so schnell wie möglich tun, aber ich habe eben die Wahl. Und dann wird der Testperson kurz vor der Ausführung der Handlung für dreißig Millisekunden ein großer Pfeil nach links oder rechts gezeigt. Diesen Pfeil kann man nicht mehr bewusst wahrnehmen, nur unbewusst.

Und jetzt kann man zeigen: Die Testpersonen reagieren bevorzugt in die Richtung, in die der unbewusst wahrgenommene Pfeil zeigt."

Führt das Experiment, das so simpel wie das von Libet erscheint, wirklich die „starke" Willensfreiheit ad absurdum? Geht es da nicht eher um das klassische Prinzip unbewusster Konditionierung oder Manipulation, das von cleveren Marketingstrategen eingesetzt wird, weil man mit unbewussten Reizen das Kaufverhalten von Menschen steuern kann? Gerade deshalb bezieht sich die relativ neue Disziplin der „Neuroökonomie" auf solche Experimente.

Roth will mit dem Experiment illustrieren: Unsere Handlungen basieren auf unbewussten Vorgängen. Und wenn Sie, wie das die Versuchsteilnehmer oft getan haben, nach dem Knopfdruck gesagt haben sollten: „Ja, natürlich, ich habe den linken Knopf gedrückt, weil ich das wollte", so ist das eine Illusion. In Wahrheit hat Sie ja ein Stimulus, den Sie gar nicht bewusst wahrnehmen konnten, dazu veranlasst.

Roths Schlussfolgerung aus diesem und ähnlichen Experimenten sowie aus seiner Theorie des limbischen Systems plus des Handlungsgedächtnisses lautet jedenfalls: Die Basalganglien bereiten jede Art von Handlung vor (sie sind der Ort des Bereitschaftspotenzials), bei der „wir das Gefühl haben", wir als bewusste Subjekte hätten sie gewollt. Das aber ist eine Täuschung. In Wahrheit ist der eigentliche „Steuermann" das limbische System, das die Basalganglien kontrolliert. Es „gibt kein rationales Handeln" und keinen immateriellen Willen, schreibt Roth apodiktisch, es gibt nur ein unbewusstes „emotionales Für und Wider".

Dieses neurowissenschaftliche Handlungsmodell hat nur einen Haken: Es erfasst gerade nicht komplexe Handlungen, die wir rational abgewogen und dann auch ausgeführt haben. Ich möchte mir ein Auto kaufen, habe vier Alternativen und entscheide mich nach langem Abwägen für ein Modell. Ich muss mich zwischen zwei Frauen entscheiden und mache eine lange Liste, in der ich versuche, alle möglichen Vor- und Nachteile einer eventuellen Verbindung mit einer der beiden zu reflektieren. Ich ziehe dabei moralische, ökonomische, emotionale und rationale Aspekte in Erwägung. Nach langem Nachdenken und Abarbeiten der Liste entscheide ich mich dann.

Kann Roth solche Prozesse, die offenkundig lange dauern können und die wir mit einer gehörigen Portion an Verstand durchführen, überhaupt in sein Konzept integrieren?

Hier wird es interessant. Der Hirnforscher ist sich nämlich der Problematik bewusst und ergänzt sein Konzept folgendermaßen: Sobald es sich bei Handlungen um komplizierte Abwägungsprozesse handele, müsse natürlich das Bewusstsein eingeschaltet werden. Jetzt komme das Großhirn ins Spiel, der „bewusstseinsfähige Kortex". Dieser habe die Möglichkeit, Gründe für oder gegen eine Handlungsalternative abzuwägen. Nun werde ein Freiheitsraum aufgespannt, den das Ich dann auch subjektiv als Freiheit erlebe.

Das jeweilige Ergebnis dieses komplizierten Prozesses könne die Hirnforschung nicht vorhersagen. Das liege aber nicht an einem Willen, der tun und lassen könne, was er will, und der sich wie ein Zauberer von allen Determinationen und Naturgesetzen befreien könne und somit menschliches Handeln auch immer unvorhersehbar mache. Es liege vielmehr daran, dass die Hirnforschung die Komplexität unseres Handelns, Fühlens und Planens nur teilweise entschlüsselt habe. Würde dieser Prozess irgendwann einmal an sein Ende gekommen sein – so muss man die Überlegungen des Hirnforschers wohl weiterdenken –, gäbe es in Bezug auf das Wollen und das Ich keine metaphysischen Geheimnisse mehr. Wir wären als autonome beseelte Wesen restlos entzaubert: Jede unserer Handlungen basiert auf biochemischen und elektrischen Vorgängen im Gehirn und damit letztlich auf beschreibbaren Naturgesetzen.

Es gibt im Kopf keine Geister, keine Zufälle, keine Metaphysik, keinen immateriellen Willen – das schreibt uns auch

Gerhard Roth im Zuge des Libet-Experiments ins Stammbuch, unter der Überschrift: Abschied von der Willensfreiheit. Wir können noch so rational vorgehen, immer stehen die Emotionen im Mittelpunkt, die uns auf unbewusster Ebene steuern, immer muss es zu einer emotional geprägten „Letztentscheidung“ kommen. Die fällt autark das limbische System. Es kontrolliert auf unbewusster Ebene, in welchem Maße Vernunft und Verstand überhaupt zum Einsatz kommen. Verstand und Vernunft sind damit zwar im Spiel, haben aber eindeutig die schlechteren Karten. Die Trümpfe hat allesamt das limbische System, es steuert den gesamten Spielverlauf und ist immer der Sieger.

Roth bezeichnet das bewusste Ich auch als einen „Regierungssprecher, der Entscheidungen interpretieren und legitimieren muss, deren Gründe und Hintergründe er gar nicht kennt und an deren Zustandekommen er zudem nicht beteiligt war.“ Wir alle kennen diese armen Regierungssprecher, die oft genug in der Bredouille sind, wenn sie öffentlich etwas verkünden müssen, was sie sich gar nicht ausdenken durften.

Und außerdem, ergänzt Roth, komme es bei langen Abwägungsprozessen in den meisten Fällen sowieso nicht zu vernünftigen Entscheidungen: Ich plane schon seit langem einen Urlaub nach Frankreich, das ist mein Traumziel, kurz vor der Reise entscheide ich mich aber für Island. Das geht aufs Konto des limbischen Systems.

Das bewusste „denkende und wollende Ich ist nicht im moralischen Sinne verantwortlich für dasjenige, was das Gehirn tut, auch wenn dieses Gehirn ‚perfiderweise‘ dem Ich die entsprechende Illusion verleiht“, sagt Gerhard Roth. Ich fühle, also handle ich. Rationale Gründe sind für Hirnforscher wie Roth und Singer nur Fiktionen des Gehirns, die es uns nachträglich liefert, so dass wir das subjektive Gefühl haben, unsere Ratio hätte entschieden.

Wolf Singers Konzept sieht ähnlich aus und beinhaltet weitgehend dieselben Schlussfolgerungen. Er argumentiert auf vier Ebenen: der naturwissenschaftlich-deterministischen, der sozialpsychologischen, der evolutionsbiologischen und schließlich der strukturellen, die von der Verschaltungsarchitektur des Gehirns ausgeht. Uns interessieren die letzten drei.

Zunächst geht es um die sozialpsychologische Ebene: Tief in uns sei die Überzeugung verankert, unser Ich könne freie Entscheidungen treffen und über neuronale Prozesse im Gehirn souverän verfügen. Doch das sei lediglich ein Konstrukt, ein Selbstmodell, das durch soziale Interaktion verinnerlicht wurde. Wir lernen schon als Kleinkinder durch Zuschreibungen der Eltern, dass wir in vielen Situationen auch hätten anders handeln können, wenn wir das nur gewollt hätten. Deshalb laufe die Erziehung durch die Eltern auch ständig auf Aussagen und Korrekturen hinaus wie: „Das hättest du auch anders machen können, das macht man doch nicht, schau mal, was du durch dein Handeln ausgelöst hast, wir, deine Eltern, sind sauer."

Es handelt sich also bei der Freiheit um eine allmähliche Herausbildung eines sozialen Konstrukts, das uns durch soziale Interaktion eingepflanzt wird. Wir entlarven es nur nicht als solches, weil wir uns an frühe Lernprozesse nicht mehr erinnern können. Das verleiht unserem freiheitlichen Selbstmodell den Anstrich einer unumstößlichen Wahrheit, einer eigentümlichen Transzendenz. In Wahrheit ist es eben nur eine Konstruktion.

Ähnlich verhält es sich nach Singer mit bewussten Entscheidungsprozessen, bei denen wir das Gefühl haben, uns rational und mit vernünftigen Gründen für oder gegen etwas entschieden zu haben. Und jetzt argumentiert er evolutionsbiologisch: Das habe lediglich einen evolutionären Sinn, aber keinen philosophischen. Nur dadurch, dass wir anderen Personen unsere guten Gründe für oder gegen eine Entscheidung mitteilen könnten, dass wir uns als bewusste Ich-Sager mit den Konsequenzen unserer Handlungen identifizierten, dass man uns Handlungen somit als bewusste Verursacher zuschreiben könne – nur dadurch habe sich das soziale System des Miteinanders und der gegenseitigen Kontrolle entwickeln und stabilisieren können.

Und nun folgt die vierte Argumentationsebene, die strukturelle. Sie geht aus von der neuronalen Architektur des menschlichen Gehirns, die sich lediglich in ihrer Komplexität von derjenigen der Tiere unterscheidet. Nach Singer gibt es im Gehirn keine „Kommandozentrale", in der sich ein Ich oder ein Wille konstituieren kann. Das Ich ist wie der freie Wille ein Konstrukt. Es verschwindet vollständig in dem neuronalen Universum namens Gehirn, das ein hochvernetztes, distributiv organisiertes System darstellt, in dem eine riesige Zahl von Operationen gleichzeitig ablaufen. Dieses System organisiert sich selbst. Es sieht keine metaphysische Steuerungs-Instanz vor. Es ist Ort- und Ich-los.

Singer stellt sich das Gehirn als großes Sinfonieorchester vor, das ohne Dirigenten die schönste Musik hervorbringt. Bei jedem Wahrnehmungs-, Erkenntnis- und Handlungsprozess treten über bestimmten Hirnarealen sehr kurzzeitig Schwingungsmuster auf, die darauf basieren, dass die zuständigen Neuronen sich synchronisieren, im selben Takt miteinander schwingen. Diese komplexen Prozesse münden dann in ihrer Gesamtheit etwa in einem koordinierten Verhalten, also Handlungen, von denen wir das Gefühl haben, sie würden auf einem freien Willen basieren.

Dieses grandiose Kopf-Orchester, das keiner zu hören vermag, besteht aus unendlich vielen Schwingungsmustern. Mal kommen sie aus den Tiefen des Unbewussten, mal aus den bewussten Bereichen. Das Orchester hat uns im Griff, nicht umgekehrt. Das Universum im Kopf löst damit das Universum unserer psychischen Welt ab. Im Kopf-Universum herrschen Naturgesetze, im psychischen Universum lassen wir uns von Illusionen leiten, die wir nicht als solche entlarven können.

Singer und Roth lassen von dem rationalen Ich samt seinem starken Willen und unserer Freiheits-Intuition nicht mehr und nicht weniger übrig als ein Bereitschaftspotenzial, ein limbisches System, die uns aus unbewussten Tiefen lenken, sowie ein soziales Konstrukt, das wir seit frühester Kindheit beharrlich einüben durften. Beide behaupten, dass sich hinter dem Rücken des Ich das Gehirn immer schon vor aller Bewusstwerdung für oder gegen eine Handlung entschieden hat.

Mein Mandant konnte nichts für seine Tat: Sein limbisches System hat geschossen!

Das Gehirn macht uns also etwas vor, es täuscht uns. Das hat natürlich nicht nur Konsequenzen für den metaphysischen Freiheitsbegriff, sondern ganz konkret für das Strafrecht. Man imaginiere sich einen geschickten Verteidiger, der versucht, den Kopf seines Mandanten aus der Schlinge zu ziehen, indem er sagt: „Mein Mandant hat nicht geschossen, das war sein Gehirn, sein limbisches System." Oder im Sinne Singers: „Mein Mandant kann nichts dafür, er leidet unter einer Fehlfunktion in der neuronalen Verschaltungsarchitektur seines Gehirns." Das Kopf-Orchester konnte in diesem Fall nur Dissonanzen produzieren, sinnloses gefährliches Verhalten. Laufen also demnächst auch bei uns wie in den USA Verteidiger mit Bildern aus dem Scanner vom Gehirn des Täters durch den Gerichtssaal?

Das ist gar nicht mal abwegig. Ein Gericht muss natürlich immer prüfen, ob ein Gewalttäter für seine Tat nichts konnte, weil er eine physiologische Hirnschädigung oder eine psychologische Störung aufweist, die ihn zur Tat getrieben hat. Dann heißt es: Er hatte keine andere Wahl!

Im limbischen System wird festgelegt, ob ein Mensch in bestimmten Situationen aggressiv reagiert oder nicht, ob er gerne lernt, ob er Lust empfindet, wenn er Gewalt ausübt, ob er Glücksgefühle hat, wenn er andere schlecht behandelt. In diesem Gehirnareal bildet sich die emotionale Grundstruktur des Charakters heraus. Hier fällt sehr früh, schon im Kindesalter, die Entscheidung: Wird man ein ganz normaler friedfertiger Zeitgenosse oder einer mit abweichendem Verhalten, weil man in früher Kindheit Gewalt oder das Fehlen mütterlicher Fürsorge erleben musste?

Im Interview erklärte mir Roth, dass das limbische System ab einem Alter von elf Jahren fast nicht mehr veränderbar sei, dann sei die emotionale Konditionierung abgeschlossen. Es bestehe nur noch eine geringe Chance, einen Charakter zu ändern:

„Man kann sagen, dass im Alter bis zu sechs oder sieben Jahren, oder wenn man sehr optimistisch ist, mit zehn Jahren, das limbische System noch sehr plastisch ist. Dann zieht sich das zu, und die Chance, an solchen Menschen irgendwas noch ändern zu wollen, was Persönlichkeit und Charakter betrifft, ist gering. Das Wichtigste wäre also, sehr früh, schon im Kindergarten, die Kinder zu beobachten, um zu sehen, ob sie ein abnormes Verhalten an den Tag legen, um therapeutisch einzugreifen. Ein Drittel der verhaltensauffälligen Jungen werden schwere Gewalttäter. Da findet man eben immer etwas. Eine physiologische Störung zum Beispiel, man findet insbesondere frühkindliche Traumatisierungen."

Die physiologischen Störungen zeigen sich nach Roth darin, dass erwachsene Straftäter oftmals eine Schädigung des orbitofrontalen Kortex, der sich über den Augenhöhlen befindet, aufweisen. Dann fällt die eben beschriebene bewusste Kontrollinstanz aus, der Freiheitsraum ist nicht mehr vorhanden. Es kommt zu erhöhter Impulsivität, geringer Beachtung der Konsequenzen des eigenen Handelns, zum Verlust sozialen Verhaltens, Verflachung, Labilität, Aggressivität.

Menschen, die neurophysiologische Defekte haben oder frühkindliche Traumatisierungen erleiden mussten, können im Sinne persönlichen moralischen Verschuldens „nichts für das, was sie wollen und wie sie sich entscheiden", sie sind nicht frei.

Deshalb plädiert Roth für einen Verzicht auf den Begriff der „persönlichen Schuld“ und der „Vergeltungsstrafe“, was keineswegs bedeutet, auf Bestrafung einer Tat als Verletzung gesellschaftlicher Normen radikal zu verzichten. Strafe diene vielmehr dazu, die Täter von weiteren Taten abzuschrecken und ihnen die Möglichkeit zu geben, sich zu bessern. Das Strafrecht müsse man daher als Therapierecht ernst nehmen oder, wenn das nicht funktioniere, als Recht, die Täter für immer einzusperren.

Singer argumentiert im strafrechtlich relevanten Kontext ganz ähnlich: Man stelle sich vor, eine Person begehe eine Tat und werde dafür für voll verantwortlich erklärt. Dann aber entdecke man zufällig, dass diese Person einen Tumor im Frontalhirn hat, das benötigt wird, um sozial erlernte Regeln abzurufen. Dieser Person würde „Nachsicht“ zuteil. Der Blick der Neurowissenschaft führe also insgesamt zu einer humaneren, weniger diskriminierenden Beurteilung von Mitmenschen. Straftäter hätten ja allzu oft das Pech, einem Organ schicksalhaft ausgeliefert zu sein, das eine neurophysiologische Störung aufweist. Natürlich müsse die Gesellschaft die Tat nach wie vor ahnden, sanktionieren, aber immerhin würden sich die Bewertungsmaßstäbe etwas verschieben.

Das klingt logisch und nachvollziehbar, verspricht aber lediglich einen doch relativ unbedeutenden, weil sanften Perspektivwechsel. Ich bin zwar kein Experte in Sachen Strafrecht, aber revolutionär erscheinen mir die Thesen von Roth und Singer keineswegs. Schon jetzt übt ja die Gesellschaft Nachsicht mit einem Täter, dessen Tat verursacht wurde durch einem Tumor im Frontalhirn, sofern man das exakt nachweisen kann. Schon jetzt berücksichtigt die Rechtsprechung frühkindliche traumatische Erfahrungen, die einen Menschen später zum Gewalttäter gemacht haben, sofern es auch da ein Kausalverhältnis zwischen frühkindlicher Konditionierung und späterer Tat gibt. Das revolutionäre Potenzial der Aussagen von Roth und Singer scheint eher schwach ausgeprägt zu sein.

Apropos frühkindliche Konditionierung durch das limbische System: Warum gibt es diese eigentümliche Fixierung auf das Alter von zehn oder elf Jahren, die Gerhard Roth ins Feld führt? Gewiss, bei traumatischen Erfahrungen in der Kindheit erscheint dieses Zeitfenster nachvollziehbar. Ein Mensch, der in frühester Kindheit geschlagen wurde, leidet sein ganzes Leben darunter. Doch wie sieht es mit ganz normalen emotionalen Erfahrungen aus?

Wenn der sechsjährige Max im Matheunterricht in der Grundschule nur negative Erfahrungen gemacht hat, kann man sich gut vorstellen, dass sein limbisches System immer dann auf Rot schaltet, wenn er die Mathelehrerin nur von Weitem sieht. Aber es ist doch durchaus im Bereich des Wahrscheinlichen – und das zeigt uns auch der gesunde Menschenverstand –, wenn dieser Max mit 14 Jahren eine Lehrerin bekommt, die er so sympathisch findet, die alles so gut und spannend erklärt, dass er ein begeisterter Matheschüler wird.

Hirnforscher wie Roth und Singer unterlassen es bei solchen Fragestellungen, Brücken zu bauen, die ihre abstrakten Experimente und Konzepte mit konkreten lebensweltlichen Umständen und Verhaltensweisen verbinden. Sie scheuen sich vor Simplifizierungen, was bei den Laien wiederum den Eindruck erweckt, bornierte Wissenschaftler würden in ihren Elfenbeintürmen Experimente auswerten und vorbei am öffentlichen Diskurs mal schnell die Willensfreiheit ad acta legen.

In Bezug auf die Plastizität des limbischen Systems und das Beispiel von Max würde Gerhard Roth das wahrscheinlich sogar bejahen und einräumen: Natürlich lasse sich die emotionale Konditionierung beeinflussen, die Bewertung von Handlungen könne sich im Lauf des Lebens ändern, dennoch widerlege das die Theorie und die damit zusammenhängenden Experimente in keiner Weise: Emotionen bestimmen uns bei der Handlungsplanung und Ausführung. Ratio und freier Wille sind lediglich schwache Agenten.

Trotz aller Differenzierungen bereiten die Positionen von Roth und Singer in Sachen Willensfreiheit vielen Menschen Unbehagen. Hier wird nicht nur, wie erwähnt, unsere Alltagserfahrung in Frage gestellt, sondern auch unser Selbst- und Menschenbild. Genau auf diese beunruhigende Botschaft ist die öffentliche Diskussion, die vor allem von Journalisten mit Kontroversen und Warnungen versorgt wird, fokussiert.

Die Attacken gegen das Libet-Experiment

Aber nicht alle interpretieren das Libet-Experiment im Sinne von Singer und Roth. Die Gemeinde der Neurowissenschaftler besteht aus vielen einzelnen Gruppen, die unterschiedliche Arbeitsschwerpunkte und unterschiedliche Sichtweisen haben. Michael Hagner, Wissenschaftshistoriker an der ETH Zürich, spricht ironisch vom „Jahrmarkt der Unübersichtlichkeit", wobei er die Vielfalt der Konzepte, Ansätze und Methoden meint.

Für den Göttinger Neurobiologen und Psychiater Gerald Hüther ist das Problem der Willensfreiheit nur von untergeordneter Bedeutung. Er interessiert sich in erster Linie für das Lernen im sozialen Kontext, für Elemente wie Anerkennung, Motivation, Stärkung des Ich; Niels Birbaumer, Professor für Klinische und Physiologische Psychologie an der Universität Tübingen, kontert lakonisch: „Weder freier noch unfreier Wille lässt sich beobachten."

Und Manfred Spitzer, der Leiter der Psychiatrischen Universitätsklinik in Ulm, argumentiert folgendermaßen: Es ist unwahrscheinlich, dass die Neurowissenschaften schnell mal alle ethischen Maximen über den Haufen werfen und philosophische Probleme mit dem Scanner lösen könnten.

Mit in die Riege der Kritiker reihen sich vor allem viele Philosophen ein, die schließlich darum bangen müssen, dass die Hirnforscher ein Menschenbild etablieren, das materialistisch geprägt ist und den Menschen bezüglich des Freiheitsproblems zu einem Sklaven seines Gehirns macht. Diese Philosophen demontieren zunächst mal nach allen Regeln ihrer Kunst die Aussagekraft des Libet-Experiments.

Einer der Kritiker ist der Marburger Philosoph Peter Janich. Er moniert, dass viele Hirnforscher ihren sprachkritischen Verstand an der Garderobe des Labors abgegeben hätten, was dazu führe, dass unreflektiert und ungenau über Freiheit, Wille, Geist, Gefühl und Kognition gesprochen werde.

In Bezug auf das Libet-Experiment werfe, so Janich, allein schon die sprachliche Wendung „spontaner Willensentschluss" Probleme auf. Eine spontane Handlung laufe eben ohne Überlegen, ohne Beratung mit sich selbst ab. Demgegenüber habe ein Entschluss, erst recht ein Willensentschluss, mit dem oftmals zeitraubenden Prozess des Überlegens und Beratens mit sich selbst zu tun. Insofern negiere das Experiment also nicht den freien Willen, weil es sich einseitig nur auf spontane überlegungslose Handlungen beziehe. Allerdings blendet Janich wiederum die Tatsache aus, dass Roth ja genau bei diesem Abwägen mehrerer Handlungsalternativen dem bewussten Ich einen gewissen Freiheitsspielraum lässt. Bei ihm ist es nur nicht mehr das starke Ich, das sich auf einen starken Willen verlassen kann.

Der Jurist Herbert Helmrich bemängelt, dass bei dem Experiment mit den Versuchspersonen das Procedere vorher akribisch eingeübt wurde. Sie hätten genau gewusst, was zu tun war. Sie kannten die Versuchsapparatur und den Versuchsablauf. Klar, dass sie sich auf die bevorstehende Handlung mental vorbereitet hatten und sich deshalb in ihren Hirnen ein Bereitschaftspotenzial aufbauen konnte. Das Ergebnis des Experiments wurde also schon durch die Instruktion vorweggenommen, was die Aussagekraft erheblich einschränke.

Es gibt noch ein weiteres gravierendes Problem: Menschen können nur schlecht den Zeitpunkt ihres Entschlusses angeben. Das zeigt ein Experiment von Ingo Keller und Heinz

Heckhausen am ehemaligen Max-Planck-Institut für psychologische Forschung in München. Die Testpersonen verorteten erstaunlicherweise den Zeitpunkt ihres Entschlusses oftmals mehr als 800 Millisekunden nach dem tatsächlichen Ausführen der Bewegung.

Das Setting des Libet-Experiments ist aus dieser Sicht schon problematisch. Es berücksichtigt nicht, dass der Mensch unzuverlässig und irrtumsanfällig ist; er ist eben doch kein Bioautomat, sondern eine Störquelle. Libet aber setzt, wie Hagner anmerkt, auf „Zuverlässigkeit, Glaubwürdigkeit und Vertrauenswürdigkeit". Er erweist sich als guter Naturwissenschaftler, der den Menschen im Experiment wie eine Maschine beschreiben möchte, die nicht störend in den Versuchsablauf eingreift – was wohl oftmals ein frommer Wunsch bleibt. Menschen sind fehlbar, auch Hirnforscher.

Janich kommt angesichts solcher Ungereimtheiten zum Schluss, es handele sich bei der Interpretation des Experiments im Sinne des Neurodeterminismus – alles Geistige basiert auf neuronalen Prozessen, es gibt im Gehirn keinen immateriellen Willen – um „Propaganda", die vor allem von der Presse und den Wissenschaftsmagazinen im Fernsehen begierig aufgenommen werde.

Auch der mittlerweile emeritierte Strafrechtler Klaus Lüderssen von der Universität Frankfurt am Main misstraut der Aussagekraft des Libet-Experiments und den Interpretationen durch Roth und Singer: Es gebe nichts Geistig-Selbstständiges – davon gehe die Hirnforschung aus –, das sei verständlich und nachvollziehbar, sagt Lüderssen. Aber könne es nicht sein, dass im Gehirn Freiheit gesetzt werde als ein Determiniertsein zum Undeterminiertsein. Auch das bewusste Abwägen von Gründen für oder gegen eine Handlung werde zwar durch neuronale Prozesse determiniert, aber hier komme eben doch die Freiheit ins Spiel, die Freiheit, sich von den Vorgaben des limbischen Systems zu distanzieren, auf die Vernunft zu hören. Wir haben schon gesehen, dass auch dieser Einwand in Roths

Theorie berücksichtigt wird. Sie scheint wasserdicht zu sein, bestens imprägniert gegen jede Art von Kritik.

Argumente und Gegenargumente wurden und werden emsig ausgetauscht. Die Philosophen fragen, was ist denn genau der freie Wille, was ist überhaupt eine freie Handlung, was sagt die Philosophietradition dazu? Sie kritisieren das Libet-Experiment und monieren, dass man nicht vorschnell unsere Alltagsintuition bezüglich der Freiheit als Illusion oder bloßes Konstrukt diskreditieren könne. Sie befürchten, dass der Mensch oder besser, sein rationales Ich dem Gehirn und seinen unbewussten Operationen ausgeliefert wird.

Die Hirnforscher wiederum werfen den Philosophen vor, sich ängstlich an falsche Traditionen zu klammern: Jede Handlung sei neuronal determiniert, das gelte auch für komplizierte bewusste Handlungen. Die Philosophen seien immer noch Anhänger eines obsoleten Dualismus, der Geistiges gegen Materielles ausspiele. Und immer geht es in der Diskussion um Millisekunden, Bereitschaftspotenziale, Dopaminausschüttungen, Basalganglien und viele ausgetüftelte Experimente in künstlichen Laborsituationen.

Die kontroverse Diskussion zwischen Hirnforschern, Psychologen, Physikern und Philosophen ist noch lange nicht zu Ende. Die Wissenschaftsjournalisten Werner Siefer und Christian Weber kommen zu dem ernüchternden Fazit: „Viel spricht dafür, dass die Wissenschaft noch nicht weit genug ist, um die Frage nach der Willensfreiheit endgültig zu klären.“ Das ist richtig. Umso erstaunlicher ist – und das muss man Hirnforschern wie Singer in Rechnung stellen –, dass sie beharrlich suggerieren, man habe es in Bezug auf das Problem der Willensfreiheit mit Befunden zu tun, die schon jetzt keinen anderen Schluss mehr zulassen: Hinter dem menschlichen Willen verbergen sich nur Naturgesetze und keine rätselhafte Metaphysik.

Gott sei Dank! Die Freiheit kann gerettet werden!

Mittlerweile liegen Stimmen von Wissenschaftlern vor, die einen Mittelweg eingeschlagen haben, der sich vielleicht in Zukunft als ein Königsweg erweisen könnte. Michael Pauen, Philosoph an der Humboldt-Universität zu Berlin, meint, die Frage, ob unser Handeln durch neuronale Vorgänge determiniert sei, sei nebensächlich, und zwar dann, wenn man eine „schwache“ Definition von menschlicher Freiheit einführe.

Das ist insofern zu begrüßen, weil die starke Definition von Freiheit, die die Hirnforscher so vehement kritisieren, sowieso einen Makel hat. Sie läuft darauf hinaus, zu sagen: Ich bin frei, wenn ich mich aus allen Bedingungen herauslösen und machen kann, was ich will.

Der kantische Wille ist Synonym für ziemlich eigenartige Willkürhandlungen: Ich stehe jetzt einfach auf und tue etwas ganz und gar Unerwartetes. Oder ich löse mich qua starkem Willen von allen Trieben und Wünschen und entscheide mich plötzlich und scheinbar unmotiviert für den Kauf einer neuen Tasche. Und ich bin deshalb frei, weil ich auch hätte anders handeln können, ich hätte auch einfach eine Lampe kaufen können, doch ich wollte das ja gar nicht.

Solche Freiheitshandlungen scheinen aus einem nebulösen Nichts zu kommen, in dem ein autonomer Wille regiert, der wollen kann, was er nun mal will. Was natürlich Unsinn ist. Egal, was wir tun, wir sind immer abhängig von unserer Biografie, unseren Erfahrungen, den Werten der Gesellschaft, warum also nicht auch von Neuronen im limbischen System!

Ich habe mich zum Beispiel nach dem Abitur nicht, wie ich ursprünglich vorhatte, für ein naturwissenschaftliches, sondern für ein Studium der Geisteswissenschaften entschieden, weil ich mich in eine Frau verliebt hatte, die von diesem Fach begeistert war. Ich habe während der Pubertät lange Haare getragen und dröhnende Rockmusik gehört, weil das meine Freunde auch taten. Ich habe dann später mit meiner Frau zwei Kinder gezeugt, weil ich es schon als kleines Kind gern hatte, in einer großen Familie aufzuwachsen, in der immer was los war. All das diktierte mir mein limbisches System. Ist das eine Kränkung meines angeblich ach so freien Ich?

Eine Entscheidung, die man mit sich selbst allein im stillen Kämmerlein, fern jeglicher sozialer oder charakterlicher Bedingungen fällen könnte, ist nun mal eine Illusion, das muss uns nicht erst die Hirnforschung zeigen. Und im Grunde genommen zielt Roths Theorie vom limbischen System ja genau auf diese Freiheitsauffassung: Wozu wir uns auch entscheiden, wir tun das immer nur im Lichte früherer Erfahrungen, wir haben keinen absolut freien Willen.

Es scheint so zu sein, dass Hirnforscher wie Roth mit Kanonen auf Spatzen schießen: Sie unterstellen, wir würden uns alle noch auf die eine oder andere Weise an Kants Willenskonzept klammern, obwohl selbst die moderne Philosophie das schon längst überwunden hat. Dadurch geben die Hirnforscher ihren Thesen einen provokanten revolutionären Anstrich. Immerhin! Letztlich bestätigen sie doch eher einen schwachen Begriff von Freiheit, der unserem Alltagsverständnis viel mehr als der von Kant entsprechen dürfte.

So sieht das auch Michael Pauen. Er versteht Freiheit als Selbstbestimmung, die wiederum zwei Elemente aufweist: Autonomie und Urheberschaft. Autonomie bedeutet: Freie selbstbestimmte Handlungen sind frei von äußeren und inneren Zwängen. Wenn ich einen Waschzwang habe und mir zwanzig Mal am Tag die Hände waschen muss, bin ich nicht mehr autonom und selbstbestimmt. Dasselbe gilt, wenn ich zu einer Handlung gezwungen werde. Urheberschaft bedeutet: Personen können sich mit ihren Handlungen identifizieren, deshalb sind sie auch für die Konsequenzen verantwortlich. Und diese Identifikation wird möglich durch Wünsche oder Überzeugungen, die einer Handlung zugrunde gelegt werden können.

Sie haben an der Kasse im Supermarkt Ihren Käse bezahlt und nicht geklaut, weil Sie eben der Überzeugung sind, dass

Diebstahl verwerflich ist. Oder: Sie entscheiden sich morgens, mit dem Bus zur Arbeit zu fahren, obwohl Sie auch mit dem Auto hätten fahren können. Aber Sie haben die feste Überzeugung, es ist ökologisch besser, das Auto stehen zu lassen.

Bei diesen Handlungen ist es letztlich egal, ob die Neuronen im limbischen System oder der Dopaminschalter in den Basalganglien Ihr Tun gesteuert haben. Wichtiger ist: Sie haben selbstbestimmt gehandelt, Sie sind der Urheber. Frei ist nach Pauen eine Handlung also dann, wenn sie gut überlegten Gründen oder Absichten folgt, wenn sie frei von inneren und äußeren Zwängen ist und wenn sie die Zustimmung anderer erfährt. Solche Normen sind nicht aus neuronalen Vorgängen oder Mustern abzuleiten, wenngleich sie auch zum Teil auf ihnen basieren.

Pauen schließt mit seiner „schwachen" Freiheitsdefinition direkt an unser durchaus robustes Alltagsverständnis an, das keinesfalls durch die Thesen der Hirnforschung unterminiert wird: Es ist nach wie vor Richtschnur unseres Handelns und Urteilens, auch des strafrechtlich relevanten.

Es ist alles halb so schlimm!

Zum Schluss dieses Kapitels soll noch das Ergebnis eines Experiments stehen, das der Psychologe Christoph Herrmann von der Universität in Oldenburg 2008 mit seinen Kollegen durchführte und veröffentlichte. Bitte halten Sie sich nun fest: Der Psychologe zerstört zum Teil den ganzen Zauber des Libet-Experiments. Er konnte auf überzeugende Weise darstellen, dass das Bereitschaftspotenzial bei seinen Testpersonen dann auftrat, als sie noch gar nicht wissen konnten, ob sie einen linken oder rechten Knopf drücken sollten. „Die Hirnaktivität ist somit nicht als spezifische Vorbereitung aufzufassen. Vielmehr dürfte sie eine generelle Erwartung widerspiegeln, die in die eine oder andere Handlung münden kann. Es erscheint folglich nicht plausibel, das Bereitschaftspotenzial als Indiz eines konkreten Willensaktes zu deuten."

Wenn nun dieser Ansatz durch weitere Experimente bestätigt werden sollte, dann können wir die Libet-Fraktion bedauern. Neurodeterminismus und Willensfreiheit lassen sich wunderbar miteinander vereinbaren: Natürlich ist jede Handlung durch neurologische Vorgänge gesteuert, unser Arm wird ja nicht von irgendeinem unsichtbaren Geist bewegt. Aber das böse Bereitschaftspotenzial, das unser rationales Ich fast entmachtet hätte, wäre in Wahrheit eine gute Kraft. Sie lässt uns immerhin die Wahl zwischen verschiedenen Handlungen. Somit wären wir, wie Lüderssen das ausdrückt, determiniert zum Undeterminiertsein. Und die Freiheit des Willens hängt ja immer vom Prinzip des Anderskönnens ab: Ich muss als Person in einer Situation zwei oder mehr Handlungsalternativen besitzen, sonst kann ich mich nicht für eine entscheiden, wäre also nicht frei.

Ich steige in mein Auto ein, um zur Arbeit zu fahren, sehe plötzlich auf der Straße einen Fußgänger, identifiziere ihn als meinen guten Freund. Ich bleibe sofort stehen, um ihm etwas Wichtiges mitzuteilen. Ich habe mich situativ umentschieden. Das war eine selbstbestimmte Handlung, auch wenn sie neuronal verursacht wurde. Sie veranschaulicht das Determiniertsein zum Undeterminiertsein. Sollte das Prinzip zutreffen, dürfen wir unserem Gehirn auch wieder vertrauen, weil es ja doch keine perfide Illusionierungsmaschine ist, die hinter unserem Rücken agiert.

Die ganze Diskussion um das Libet-Experiment zeigt, dass immer eine Gefahr darin liegt, wenn sich Naturwissenschaftler weit aus ihren Laborfenstern lehnen und leichtfertig Revolutionen verkünden. Neurowissenschaftliche Forschung ist ein „work in progress". Man sollte sich davor hüten, Zielvorstellungen, die für die Zukunft gelten, als Tatsachenbehauptungen auszugeben. Vielleicht kann es sein, dass weitere Experimente wieder in Richtung Singer und Roth ausschlagen. Natürlich kann es sein, dass unser rationales Ich wirklich eine Illusion ist, aber das wird sich erst in der Zukunft erweisen.

Kochen Sie sich also zur Beruhigung einen Kaffee oder planen Sie Ihren nächsten Urlaub oder gehen Sie ins Kino. Sie sind selbstbestimmt! Ihr Gehirn wird Ihnen schon keinen Streich spielen. Und denken Sie auch weiterhin, dass Sie selbst es sind, der da aufgrund einer eigenen freien Entscheidung Kaffee kocht oder sich einen Film ansieht. Oder verpassen Sie Ihrem Freund oder Ihrer Freundin doch einfach mal eine Ohrfeige. Und dann sagen Sie: „Ach, weißt du Liebling, mein limbisches System hat das gemacht, ich bin gerade so drauf und verstehe mich als Bioautomaten, der zwar hoch komplex und sogar mit Selbstbewusstsein ausgestattet ist, aber ich kann nichts für diese Handlung. Sorry! So sind wir Menschen nun einmal." Was meinen Sie, was der oder die Geohrfeigte Ihnen entgegnen wird?

Der Philosoph Franz Josef Wetz sagt sinngemäß: Wir Menschen wären auch dann zur Freiheit und Verantwortung verurteilt, wenn hinter unserem Rücken ein neuronales Naturgeschehen abliefe. Im praktischen Leben könnten wir selbst als ohnmächtige Bioautomaten unsere Neuronen leider nicht befragen, wie wir uns entscheiden sollten. Recht hat er: Wir sind immer noch auf unseren Verstand, auf Lebenserfahrung und einen Willen angewiesen, der imstande ist, sich vom Wollen zu befreien. Gott sei Dank! Die Freiheit und das Ich sind gerettet.

2. Wir sind bessere Bioautomaten – Das neue Menschenbild der Hirnforschung

„Die Menschen sollten wissen, dass aus dem Gehirn und nur aus dem Gehirn (...) unsere Vergnügungen, Freuden, unser Lachen und unsere Späße hervorgehen wie unsere Sorgen, Schmerzen, unser Gram."

Hippokrates

Eine neuronale Ode an die Liebe

Stellen Sie sich vor, Sie sind ein Hirnforscher mit einer ausgeprägten poetischen Ader. Sie sind jung, erfolgreich und frisch verliebt. Und Sie verfassen einen Liebesbrief, in dem Sie wichtige Erkenntnisse der Hirnforschung anwenden. Sie schreiben eine neurowissenschaftlich grundierte Ode an die Liebe:

„Als ich dich zum ersten Mal traf und umarmen durfte, wurde Phenylethylamin (PEA), das Verliebtheitshormon, ausgeschüttet. Sofort begannen die Schmetterlinge im Bauch sich zu regen. Dann folgte das Dopamin. Das wiederum stimulierte mein Belohnungszentrum, alle möglichen Gehirnregionen fanden sich nun zu einem großartigen Konzert zusammen.

Dein Anblick feuerte das Belohnungszentrum immer weiter an, so dass ich dich jeden Tag sehen musste und mich dabei glücklich fühlte. Weiterhin wurden ausgeschüttet: Oxytozin, das Hormon, das mich fest an dich gebunden hatte, und jede Menge Endorphine, die ebenfalls glücklich machen. Serotonin ist auch nicht zu vergessen: Der Stoff ist in meinem verliebten Gehirn in besonders hoher Konzentration vorhanden, er führte zu einer wohltuenden Zwangshandlung: Ich musste immerzu an dich denken. Gleichzeitig wurde in meinem Gehirn diejenige Region ausgeschaltet, die mit negativen Gefühlen verbunden ist und Dinge sehr kritisch abwägt. Deshalb sah ich alles neuerdings durch die rosarote Brille, besonders dich.

Ich reagierte wie die Kaninchen in einem Versuch von Londoner Forschern. Die legten verliebte Tierchen in den Hirnscanner und präsentierten ihnen dann das Bild des Partners. Und siehe da, im Gehirn der romantisch angehauchten Versuchskaninchen kam die Amygdala, das Angstgedächtnis, ganz zum Erliegen. Wir Menschen können mit der Amygdala unsere Mitmenschen negativ bewerten.

Und beim ersten Kuss wurde immer mehr PEA ausgeschüttet. Ein Zauber-Cocktail aus Neurotransmittern durchströmte mein Gehirn. Meine neuronale Struktur veränderte sich jetzt mit jedem Zusammensein."

Die Ode hat ohne Zweifel parodistische Züge, weil Sie das subjektive individuelle Erleben und Empfinden allein aus der wissenschaftlichen Perspektive erfassen. Sie haben – bewusst oder unbewusst – in Ihre Ode ein reduktionistisches und materialistisches Menschenbild eingearbeitet, um das es im Folgenden gehen soll.

Im Zuge der Dominanz der Hirnforschung wurde auch ein Streit darüber ausgelöst, ob wir nicht ein völlig neues Menschenbild bräuchten, das uns diese Disziplin mit großer Überzeugungskraft verordnet. Ein neues Menschenbild signalisiert ja immer: Achtung, jetzt kommt eine Revolution, ein Paradigmenwechsel, schnallen Sie sich an, es wird gefährlich! Schauen wir mal, ob das stimmt. Die Diskussion über die Willensfreiheit ist dabei übrigens nur ein Baustein. Es geht um viel mehr!

Was ist der Mensch?

Papst Johannes Paul II. schrieb in seiner Botschaft an die päpstliche Akademie der Wissenschaften 1996 zu Darwins Evolutionstheorie: Diejenigen Evolutionstheorien sind nicht mehr „mit der Wahrheit über den Menschen vereinbar, die – angeleitet von der dahinterstehenden Weltanschauung – den Geist für eine Ausformung der Kräfte der belebten Materie oder für ein bloßes Epiphänomen dieser Materie halten. Diese Theorien sind im Übrigen nicht imstande, die personale Würde des Menschen zu begründen."

Mit dem Auftreten des Menschen im evolutionären Prozess wurde die menschliche Seele in uns eingepflanzt, wie dies geschah, bleibt geheimnisvoll. So die Position des Papstes. Die moderne Naturwissenschaft kann zwar den zeitlichen Verlauf des Prozesses aufdecken, die materiellen neuronalen Korrelate des Geistes erkennen, aber sie kann weder sagen, was die Seele ist noch wie sie entstand.

Auch wenn viele Naturwissenschaftler darüber spötteln mögen – lehnen sie doch so etwas wie einen ontologischen Sprung von der Ebene der Natur zu der des göttlich angehauchten menschlichen Geistes ab –, so ist die Position der Katholischen Kirche immerhin bedenkenswert: Die moderne Naturwissenschaft hat wenig zur Frage beitragen können, was es bedeutet, ein Mensch zu sein, mit seiner ganzen emotionalen und kognitiven Komplexität.

Die neue Kränkung

„Es gibt psychosoziale Folgekosten der Hirnforschung, die noch gar nicht zu übersehen sind, wenn sich die neuen Einsichten – angenommen die sind richtig – über unser Selbstbild durchsetzen würden. Das könnte, und nun karikiere ich, die Folge haben, dass sich der Vulgärmaterialismus wie ein Gerücht, wie ein Lauffeuer durchsetzt."

Thomas Metzinger sitzt in seinem karg ausgestatteten Arbeitszimmer in der Philosophischen Fakultät der Mainzer Universität und reflektiert über die möglichen Konsequenzen der Hirnforschung für unser Menschenbild.

Der Philosoph ist einer der wenigen seines Fachs, die für eine neue Bewusstseinsethik plädieren, um die Ergebnisse der Hirnforschung und die Proklamationen der Forscher kritisch zu kommentieren und auf deren ethische, kulturelle, politische und psychosoziale Auswirkungen hinzuweisen. Die könnten schwerwiegend sein, vor allem wenn es tatsächlich zu einem Vulgärmaterialismus kommt, den Metzinger weiter ausführt:

„Also hört mal zu Kinder, es gibt keinen Gott, keine Seele, wir leben in einem kalten leeren Universum und wir sind bessere Bioautomaten, wir sind nie gefragt worden, ob wir leben wollen, wir werden nie gefragt werden, ob wir sterben wollen. Und es gibt nur eins: Jeder gegen jeden, jeder wird versuchen, als Bioautomat so viel für sich wie möglich herauszuholen. Es wird zu einer Entsolidarisierung kommen."

Das klingt dramatisch. Wir wären nach dieser Lesart wirklich arme sterbliche Bioautomaten, die nur das tun, was die Neuronen ihnen diktieren, die zwar glauben, sie hätten ein bewusstes starkes geistiges Ich samt starkem Willen, doch das sind ja Vorspiegelungen des Gehirns. In Wahrheit haben uns die Neurowissenschaften den starken Begriff von Freiheit und dazu noch den unsterblichen Kern, von dem wir dachten, er mache unsere Seele aus, er sei der Garantieschein auf Unsterblichkeit, weggenommen. Und nun stehen wir nackt da, sterblich und sehr verwundbar.

Der Karlsruher Philosoph Peter Sloterdijk spricht ebenfalls dramatisierend von einem neuen „unheimlichen Gast", der Anfang des 21. Jahrhunderts an unsere Türen klopft: das Gehirn. Man sollte hinzusetzen: das Gehirn und sein vorläufig einzig adäquater Interpret, der Hirnforscher.

Sloterdijk spricht außerdem von einer „Kränkung", womit er sich auf Freud bezieht. Dieser diagnostizierte für den modernen Mensch drei epochale Kränkungen, die jedes Mal die Erschütterung eines spezifischen Menschen- und Weltbildes zur Folge hatten. Erstens: Die kopernikanische Wende, die die Erde und damit den Menschen aus dem Zentrum des Universums verbannte. Zweitens: Darwin, der zeigte, dass der Mensch nur ein intelligentes Tier ist. Drittens, und hier klopft sich Freud selbst auf die Schulter: die Psychoanalyse, die die Macht des Unbewussten verdeutlichte und die Ratio vom Sockel stürzte.

Sloterdijk interpretiert die Hirnforschung als vierte große Kränkung. Sie verunsichert uns zutiefst, weil sie liebgewordene Sicherheiten und vielfach eingeübte Denkmuster und Denkbilder rigoros in Frage stellt und diese vielleicht sogar auf dem Müllhaufen der Geschichte ein für alle Mal entsorgen könnte. „Vulgärmaterialismus“ ist dabei nur ein Stichwort. Die anderen lauten: Biologisierung, Materialisierung und Determinismus.

Es geht also um ein neues Selbst- und Menschenbild, das wie im Falle der Willensfreiheit die idealistische abendländische Philosophietradition konterkariert.

Biochemie im Kopf: Materialismus und Reduktionismus

Zur Begriffsklärung: Es handelt sich um Materialismus oder Naturalismus, weil der Geist eine materielle neuronale Basis haben muss. Die Hirnforscher sagen: Geist und Materie gehören zusammen. Das widerspricht dem Dualismus, der einen wichtigen Teil der abendländischen Philosophie ausmacht und davon ausgeht, dass Geistiges und Körperliches auf essenzielle Weise unterschiedlich sind.

Es handelt sich um Determinismus, weil alle geistig-emotionalen von neuronalen Prozessen verursacht werden. Könnte die Hirnforschung die gesamte Komplexität dieser Prozesse aufdecken, so wäre jeder Gedanke und jede Handlung vorhersagbar. Der konsequente Determinismus, den etwa Wolf Singer vertritt, behauptet: Jeder Folgezustand ist aus dem vorherigen abzuleiten. Der Determinismus läuft unweigerlich auf die Maxime hinaus: Der Mensch ist ein Bioautomat, zwar hoch komplex und niemals ganz zu erfassen, doch es gibt in diesem System prinzipiell keinen Zufall, keinen Einbruch irgendeines nicht durch Naturgesetze erklärbaren Prinzips. Es gibt im Gehirn keine Geister!

Und wie liest sich diese Skizze zu einem möglichen neuen Menschenbild im Manifest, das elf führende Neurowissenschaftler vor Jahren veröffentlichten, um die Bevölkerung über Gegenwart und Zukunft der Disziplin zu unterrichten? Dort heißt es nüchtern: „Geist und Bewusstsein (...) fügen sich also in das Naturgeschehen ein und übersteigen es nicht." Und: „Geist und Bewusstsein sind nicht vom Himmel gefallen, sondern haben sich in der Evolution der Nervensysteme allmählich herausgebildet. Das ist vielleicht die wichtigste Erkenntnis der modernen Neurowissenschaften."

Da es im öffentlichen Diskurs mittlerweile keine These der Hirnforschung mehr gibt, die nicht von Philosophen, Psychologen, Pädagogen oder Kulturwissenschaftlern mit der einen oder anderen Antithese ergänzt wird, soll hier gleich der Kognitions- und Neurowissenschaftler Wolfgang Prinz zu Wort kommen mit seiner Replik. Er kritisiert, dass die Autoren des Manifests auf gefährliche Weise einem „Reduktionismus" das Wort reden, weil sie Gehirnfunktionen auf Physik und Chemie reduzieren, weil sie davon ausgehen, die Natur der Subjektivität und des Bewusstseins dadurch erklären zu können, indem sie die neuronalen „Funktionsgrundlagen" zu verstehen versuchen.

„Gewiss ist es notwendig", wendet Prinz ein, „die natürlichen Funktionsgrundlagen zu durchschauen – hinreichend ist es aber keineswegs." Denn wir müssen bei Phänomenen wie Geist, Bewusstsein, Erleben immer auch die sozialen und kulturellen Aspekte und Grundlagen berücksichtigen. „Menschen sind (...) das, was sie sind, nun einmal nicht nur durch ihre Natur, sondern vor allem auch durch ihre Kultur – und das durch und durch, bis in die tiefsten Wurzeln ihrer kognitiven Leistungen und die hintersten Winkel und Windungen ihrer

Gehirne." Aus diesem Grund ist der neue „Materialismus" und „Naturalismus" kritisch zu hinterfragen.

Nach dieser Lesart lässt sich Geistiges und Kulturelles nun mal nicht auf Biologisches reduzieren. Noch einmal das Beispiel Liebe: Wenn Sie sich verlieben, hat das viel mit den Neuronen in Ihrem Kopf zu tun, aber gleichzeitig haben wir bestimmte Liebesrituale und -ideale kulturell festgeschrieben. Liebe hat mit Sehnsucht zu tun, auch immer noch mit so etwas wie Platonismus, mit Treue, Hingabe, in unserer individualisierten Gesellschaft vor allem aber mit Selbstverwirklichung im Anderen und dem Wechselspiel zwischen Nähe und Distanz. Wir handeln als Verliebte wohl kaum wie bewusstlose Maschinen, die irgendwelchen Neuronen und Neurotransmittern gehorchen. Stattdessen orientieren wir uns an dem Fundus von Handlungs- und Gefühlsmustern, die auf der Kultur basieren, in der wir aufgewachsen sind und die uns unsere Eltern, Lehrer, Freunde oder sogar Bücher vermittelt haben. Das alles blendet der Blick auf die Neuronen im Kopf aus, er reduziert das liebende Individuum auf universelle Gesetzmäßigkeiten und Funktionsmechanismen.

Kritiker wie Prinz, die mit den Begriffen Reduktionismus, Materialismus und Naturalismus die Neurowissenschaftler attackieren, halten es deshalb für keineswegs ausgemacht, dass neuerdings einzig und allein die Hirnforschung einen privilegierten Zugang zum menschlichen Bewusstsein, Denken, Handeln und Erleben haben soll. Das subjektive Erleben beim Hören einer Sonate von Mozart oder beim Betrachten eines Gemäldes von Van Gogh basiert zwar auf neuronalen Vorgängen, auf was denn sonst, aber es lässt sich nicht vollständig dadurch erklären.

Die Hirnforschung hat es in erster Linie mit Quantitäten zu tun, mit Bereitschaftspotenzialen oder der Ausschüttung von biochemischen Transmittern, mit dem Wachsen von Synapsen oder dem Feuern von Neuronen, aber nicht mit subjektiv erlebten und zudem auch noch kulturell codierten Qualitäten. Von dieser quantitativen Ebene kann man nicht einfach auf die qualitative springen.

Trotz solcher Einwände sind die Hirnforscher davon überzeugt, dass sie mit ihren Forschungsergebnissen zumindest das dualistische Welt- und Menschenbild ein für alle Mal überwinden werden. Das ist die zentrale liturgische Formel der Disziplin. Gerhard Roth:

„Wie eng hängen denn nun geistig-bewusste und neuronale Prozesse zusammen? Die Antwort lautet: Bestimmte Aktivitäten in Teilen der Großhirnrinde entsprechen genau unserem bewussten Erleben, ob es sich nun um Problemlösen, das Verstehen eines Satzes oder das ‚Hereinfallen' auf optische Täuschungen handelt. Man kann nicht nur feststellen, wann jemand still zu sich spricht, sich unhörbar Musik vorspielt oder im Kopf rechnet, sondern auch, ob er dabei addiert oder subtrahiert. Dasselbe gilt für das Erleben von emotionalen Zuständen wie Schmerz, Furcht und Erwartung." Ob jemand „echte" Schmerzen hat oder sich Schmerzen nur einbilde, lasse sich anhand von Unterschieden in der Hirnaktivität genauso festmachen, wie ob jemand felsenfest davon überzeugt sei, etwas schon gesehen zu haben oder eher unsicher sei. Was bedeutet dies nun für das Geist-Gehirn-Problem? „Vornehmlich bedeutet es, dass alle dualistischen Konzepte, die Geist-Psyche und neuronale Prozesse für wesensmäßig verschieden ansehen, keinerlei empirische Basis besitzen."

Zunächst ist damit gesagt, dass sich niemand Denken, Fühlen und Erleben ohne das Gehirn vorstellen kann, ohne die physikalisch-biochemischen Prozesse zwischen den Neuronen. Dem ist überhaupt nicht zu widersprechen. Das Gehirn ist die natürliche Voraussetzung subjektiven Erlebens.

„Gehirn steht zu Geist", räumt auch Freerk Huisken, Pädagogikprofessor an der Universität Bremen, ein, „in einem Bedingungs- bzw. Voraussetzungsverhältnis: Das eine, die objektive Natur und ihr Funktionieren, muss gegeben sein, damit sich das andere, der subjektive Geist, betätigen kann – nicht mehr, aber auch nicht weniger." Keinen Menschen wird es verwundern, wenn seine Geistestätigkeit – etwa während des Schreibens eines Aufsatzes – abhängt von der Glukose- und Sauerstoffzufuhr in seinem Gehirn. Das Denken hat diese natürliche Basis, aber wird es von ihr auch vollständig determiniert?

Roth sagt dazu: Empirisch gesehen hätten jeder Gedanke und jedes Gefühl eine neuronale Entsprechung im Gehirn, ein neuronales Substrat. Und wenn geistige Aktivität als Neuronenaktivität messbar sei, dann folge daraus auch, dass der Naturvorgang den geistigen Prozess hervorbringe, er sei dessen Ursache. Roth erkläre hier, so kontert wiederum Huisken, „die Neuronenaktivität im Hirn, die die physiologische Verlaufsform des geistigen Prozesses ist, letztlich zu dessen Ursache". Und das sei ein reduktionistischer „Fehlschluss", denn wie sei die Neuronenaktivität als der Inhalt der Geistestätigkeit anzusehen?

Wie gelingt also der Sprung von der neurophysiologisch messbaren Quantität zur geistigen Qualität, von der Biochemie zwischen den Synapsen zum Gefühl der Liebe oder zum vernünftigen Argument, mit dem ich mein Gegenüber überzeugen kann? Wie gelingt der Sprung von vernünftigen Gründen zu neurologischen Ursachen?

Vernünftige Gründe und neuronale Ursachen

Dieser Unterschied ist ein fundamentaler. Kritiker der Hirnforschung wie der Doyen der deutschen Soziologe, Jürgen Habermas, verweisen immer wieder darauf. Sie sagen, man könne vernünftige Gründe nicht auf Neuronen reduzieren, sie seien im Bereich des Sozialen angesiedelt, hätten mit Kultur und Kommunikation zu tun, mit dem Diskurs zwischen vernünftigen selbstbestimmten Individuen, die Argumente austauschen und Kompromisse formulieren. Natürlich möchte Habermas zugleich sein Lebenswerk gegenüber dem Zugriff der Naturwissenschaftler retten, hat er doch in seinem monumentalen zweibändigen Buch „Theorie des kommunikativen Handelns" die ganze Palette der Muster und Strategien des vernünftigen Diskurses analysiert und dargestellt.

Gerhard Roth entgegnet lakonisch: Menschen handeln nach Gründen, Gehirne nach Ursachen, und es sei die große zukünftige Herausforderung der Hirnforschung, zu zeigen, wie aus Gründen Ursachen werden. Man sei damit in den letzten Jahren sehr weit gekommen. Auch da gelte immer noch der Determinismus, selbst scheinbar immaterielle Gründe hätten neurologische Korrelate. Man könne mit einem einfachen Experiment Folgendes zeigen: Man sagt einem Probanden, wenn er eine bestimmte Handlung ausführt, bekommt er 100 Euro geschenkt. Das sei für ihn immerhin ein triftiger sozialer Grund, die Handlung auszuführen. Und man könne nun mittels bildgebender Verfahren zeigen, wie das Belohnungszentrum im Hirn des Probanden anfange, kräftig zu feuern, was beweise: Aus sozialen Gründen seien neuronale Ursachen geworden.

Und gegen Habermas formuliert der Bremer Hirnforscher: „Es ist für die moderne Hirnforschung überhaupt kein Problem, diese hochsozialen und hochkommunikativen Faktoren in ihrer Einwirkung auf die Gehirnaktivität zu erfassen." Die Großhirnrinde sei schließlich ein durch und durch soziales Organ. Sie reife in der Entwicklungsgeschichte des Individuums dann aus, wenn wir mit Menschen kommunizierten. Sie reagiere auf die komplexe soziale Sphäre etwa dann, wenn mir eine Person etwas Plausibles, Nachvollziehbares mitteile oder eine andere mich anlüge.

Dasselbe gelte für den „Zustand der Reue, der Scham oder des Gefühls, etwas nur zu vermuten, anstatt es genau zu wissen. Hierfür gibt es eindeutige Hirnkorrelate." Die „Annahme einer von den Gehirnen verselbstständigten objektiven Welt sozialer kommunikativer Symbole und Akte" sei „nichts als ein verkappter Dualismus und bringt dieselben Probleme mit sich, die einem Dualismus anhaften".

Damit erhebt die Hirnforschung den Anspruch, entgegnet der emeritierte Marburger Philosoph Peter Janich, letztlich könne man Bedeutung, Funktion und Geltung menschlicher Kommunikation aus neuronalen Funktionen erklären, die – so die Voraussetzung – ja selbst schon Bedeutung und Geltung haben müssten.

Verständlich, dass Janich als guter Philosoph dem widersprechen muss. Bei der sprachlichen Kommunikation zwischen Menschen „interagieren" aus seiner Sicht keine Gehirne, sondern Personen. Hier gehe es um bedeutungsvolle Sprachhandlungen, die zwar neuronal verursacht seien, aber ganz andere Bedingungen hätten, nämlich kulturelle. Wenn Forscher wie Roth behaupten, die materiellen Bausteine im Gehirn hätten bereits soziale Bedeutung und Geltung oder würden diese hervorbringen, dann erschleiche er sich die Einlösung seines Anspruchs. Denn: Es sei völlig absurd, Neuronen so etwas wie die Qualität einer sinnvollen menschlichen Rede zuzugestehen.

Das Argument ist nicht von der Hand zu weisen. Die Sprache der Hirnforschung ist voller Metaphern, die suggerieren, dass Neuronen miteinander reden würden, dass es um den Austausch von Nachrichten geht, um Absender, die Nachrichten verschicken und Adressaten, die diese empfangen, „verstehen" und adäquat reagieren. Dabei kann, so Janich, ein „Nerven-Signal, das durch ein Axon läuft, (...) weder verstanden noch missverstanden werden wie ein Wegweiser oder Eisenbahnsignal, noch kann es ungültig oder falsch sein wie der verdrehte Wegweiser oder das falsch verpolte Lichtsignal bei der Eisenbahn. Was aber nicht falsch sein kann, kann auch nicht wahr sein."

Das bedeutet: Der Hirnforscher, der neuronale Funktionen und biochemische Vorgänge im Gehirn im Blick hat, kommt durch diese wissenschaftlich-objektive Perspektive zu gar keiner Unterscheidung zwischen „wahr" und „falsch". Er analysiert ja anonyme Naturprozesse. Um diese Unterscheidung machen zu können, müsste er die Rolle des Naturwissenschaftlers verlassen und sich mit der Sprache, der Kultur, dem Sozialen beschäftigen, also mit Geistes- und Kulturwissenschaften.

Auch diese Kontroverse wird aller Wahrscheinlichkeit nach munter weitergehen. Es ist immer das gleiche Spiel: Die Philosophen werfen den Hirnforschern Reduktionismus, Materialismus und Naturalismus vor, die Hirnforscher den Philosophen, die sie eher als vergeistigte Bedenkenträger sehen, verkappten Dualismus, unkritisches Umgehen mit scheinbar objektiven immateriellen Begriffen wie Geist, Kultur, Kommunikation.

Die Hirnforscher verweisen stolz auf die Erkenntnisfortschritte ihrer Disziplin, wie der weltberühmte Gedächtnisforscher und Nobelpreisträger Eric R. Kandel, der sagt: „Die meisten Biologen spüren, dass wir uns mitten in einer bemerkenswerten Revolution befinden, einer Revolution, die unser Verständnis der Prozesse des Lebens verwandelt." Und Kandel stellt dann natürlich auch in Aussicht, dass „diese Revolution eine tiefe Auswirkung auf unser Verständnis des Geistes haben wird". Ohne Verweis auf eine baldige Revolution und eine Änderung des Menschenbildes scheint die Hirnforschung nicht mehr auszukommen. Und die Philosophen kontern mit der rhetorischen Frage: „Haben Sie es nicht eine Nummer kleiner?"

Anstatt auf produktive Weise miteinander zu reden, werden die immer gleichen Abwehrhaltungen produziert und Argumentationsmuster ins Feld geführt, die wie Palisadenzäune die Attacken von außen abwehren sollen.

Ist also alles Gehirn, weil dort sogar die ganze Palette kultureller und emotionaler Bedeutungen generiert wird, oder wird die neuronale Biologie im Gehirn überwölbt von der kulturellen Dimension, die Geist und Körper zwar nicht auseinanderreißt, um einen neuen Dualismus zu etablieren, die aber zumindest eine Polarität zwischen beiden Bereichen behauptet?

Die Frage bleibt offen. Vorerst gibt es programmatische Äußerungen der Hirnforschung, deren Problem es wie bei der Willensfreiheit ist, dass sie gegenwärtige Forschungsergebnisse auf eine mögliche Zukunft projiziert, nach dem Muster: Zum gegenwärtigen Zeitpunkt deuten die meisten Experimente und Befunde auf den Neurodeterminismus und Materialismus hin, darauf müssen wir, die Hirnforscher, schon jetzt die Menschen vorbereiten. Gearbeitet wird nicht selten nach dem Prinzip der Vorschusslorbeeren, die sich eine wissenschaftliche Zunft trotz der noch wenigen experimentellen Befunde selbst verordnet.

Hirnforschung und Politik

Unterstützt wird sie dabei von einer Politik, die von der Hirnforschung in den nächsten dreißig Jahren nicht nur in Bezug auf die Willensfreiheit entscheidende Umwälzungen und Entdeckungen erwartet. Das verdeutlicht die Zweite Delphi-Studie aus dem Jahr 1998, die vom Bundesministerium für Bildung, Wissenschaft, Forschung und Technologie in Auftrag gegeben wurde und heute noch Grundlage für Wissenschaftsförderung ist. Sie basiert auf einer Befragung von über 2000 Wissenschaftlern und Experten aus der Industrie. Folgende Daten werden ins Auge gefasst:

2018: Wissenschaftler haben verstanden, wie die Vorgänge beim körperlichen Altern ablaufen.

2021: Die Mechanismen der kreativen Leistung beim Menschen sind so weit aufgeklärt, dass man sie in der Informatik nutzen kann.

2022: Die neurobiologischen Grundlagen der Hirnfunktionen wie Lernen, Gedächtnis, Emotionen, Sprache, Schlaf und Träume werden aufgeklärt (zitiert nach Schwarz).

Wohlgemerkt! Diese Prognosen stammen von Wissenschaftlern, sind im hohen Maße interessengeleitet, also subjektiv.

Freiheit, Ich, Selbstbewusstsein – alles nur Konstrukte!

Nachdem sie alle möglichen neurowissenschaftlichen Experimente der letzten Monate und Jahre akribisch beschrieben und interpretiert haben, kommen Werner Siefer und Christian Weber zu einem ähnlichen Fazit: „Unzweifelhaft bleibt, dass die Wissenschaft das traditionelle Verständnis vom Wesen des Menschen massiv in Frage stellt." Wir, die Menschen, ja die Menschheit insgesamt, würde sogar im Begriff sein, ein „zweites Zeitalter der Aufklärung" zu betreten.

Was für ein Pathos! Die beiden Wissenschaftsjournalisten scheinen ganz im Bann der neuen Erkenntnisse zu stehen. Sie fragen: „Was ist also der Mensch", und antworten mit starken Begriffen: „Ein Niemand, der weder geboren wird noch stirbt. Nach allem, was die Wissenschaft herauszufinden vermag, ein gigantischer genetisch-memetischer Komplex, der den freien Willen, Selbstsucht, Angst, Enttäuschung, Habgier, aber auch Liebe, Freude, Hilfsbereitschaft, Fürsorglichkeit und das Vorhandensein eines eigenen Ich nur vorspiegelt."

Bitte, werden Sie fragen, habe ich da richtig gelesen? Meine ureigenen Erlebnisse, Gefühle, Emotionen, mein Ich, von dem ich überzeugt bin, dass es zu mir gehört, dass es mich ausmacht – ich bin es ja, der da „mein Ich" sagt –, das alles sollen im wahrsten Sinne des Wortes Hirngespinste sein? Ja sicher, erinnern Sie sich bitte an die Thesen zur Willensfreiheit! Auch da wurde die Parole ausgegeben: Alles nur Budenzauber, das bewusst handelnde rationale Ich gibt es gar nicht, es ist eine Illusion.

Der Mainzer Bewusstseinsphilosoph Thomas Metzinger, der nicht nur vor den Konsequenzen der Neurowissenschaften warnt, sondern parallel mit an deren neuem Menschenbild arbeitet, hat zum Beispiel eine komplizierte „Selbst-Modell"-Theorie entwickelt, die an Wolf Singers Thesen erinnert und mit der er nachweisen möchte: Unser Gehirn simuliert uns eine Wirklichkeit, von der wir nur annehmen, sie sei objektiv vorhanden. Obendrein simuliert es noch unser Ich samt Ich-Bewusstsein und allem Wichtigen, was sonst noch dazugehört.

Metzinger steht mit solchem Radikalismus nicht allein auf weiter Flur. Die moderne Gedächtnisforschung zerstört unseren Glauben an ein konsistentes Ich, indem sie zeigt, dass es nur eine subjektive Erzählung ist, die das autobiografische Gedächtnis immer wieder neu erfindet. Und was die Neurowissenschaft über den freien Willen zu sagen hat, habe ich im ersten Kapitel erläutert.

Es gibt Sie, liebe Leserin, lieber Leser, also gar nicht, es gibt nur Ihre Neuronen, die das, was Sie gerade lesen, in Ihr Gehirn einbauen und mit Bedeutung versehen. Ihr Ich ist in Wahrheit nur ein Oberflächenphänomen: wandelbar, ephemer, zusammengesetzt aus komplizierten Vorgängen im Gehirn, die dazu da sind, Ihnen vorzuspiegeln, Sie hätten einen wie auch immer gearteten festen Kern, der Ihre unwandelbare Identität und Persönlichkeit ausmacht. Macht Sie das ärgerlich, oder fühlen Sie sich dabei wohl? Schütten Sie Dopamin aus oder wird Ihr Mandelkern, Ihr Angstgedächtnis, aktiviert?

Wir sind wie die Passagiere auf der Titanic

So sehen jedenfalls die neurowissenschaftlichen Skizzen und Bausteine zu einem neuen Menschenbild aus. Und wenn man wie der Wissenschaftshistoriker Michael Hagner von der ETH Zürich angesichts des überschäumenden Pathos und der apodiktischen Geste der selbsternannten Propheten – egal ob das nun Neurowissenschaftler, Philosophen oder Journalisten sind – ironisch anmerkt, dass unsere kulturhistorisch verankerten

Vorstellungen zum Ich, Denken, Bewusstsein resistenter sind als die ganzen „neuroszientifischen Aufklärungspotenziale", dann hört man von der Gemeinde der Neurowissenschaftler: Das ist dadurch zu erklären, dass unser Alltagsverstand fehlerhaft sei, sich an Traditionen und Denkmuster klammere, deren Verfallsdatum schon längst abgelaufen sei. Das sei bequemer! Die Illusion sei immer leichter zu ertragen als die Wahrheit. So trinken wir ja auch abends in der Kneipe unser Bierchen, unbeeindruckt von den revolutionären Erkenntnissen der Quantenphysik.

Nach dieser Lesart sind wir wie die Passagiere auf der Titanic: Das Schiff sinkt, wir haben es nur noch nicht gemerkt. Der Neuro-Philosoph Thomas Metzinger warnt: „Da könnte etwas kommen, was uns wehtut." Zum Glück können uns die Hirnforscher schon mal mit allen Mitteln einer grandiosen Beschwichtigungs- und Trostrhetorik auf das neue Zeitalter und neue Menschenbild vorbereiten.

Siefer und Weber nehmen die neurowissenschaftlichen Experimente zu Gedächtnis, Erleben, Bewusstsein, freien Willen und religiösen Gefühlen wie viele ihrer Kollegen ernst, sehr ernst. Sie zitieren zum Beispiel Experimente des kanadischen Neuropsychologen Michael A. Persinger, der seinen Probanden einen umgebauten Motorradhelm aufsetzt, um elektromagnetische Signale auf die Schläfenlappen zu feuern, die spirituelle Erfahrungen auslösen. Manche sagen, sie würden ihren Schutzengel oder Gott oder ähnlich Mystisches spüren, andere hören Stimmen, die ihnen seltsame Befehle erteilen.

Wenn es schon religiöses Empfinden und Erleben nur im Gehirn gibt, dann kann man auch nicht mehr von Unsterblichkeit im metaphysischen Sinne reden, ebenso wenig wie vom immateriellen Ich. Dann muss man zukünftig die Maxime ausgeben: „Nimm dein Ich nicht so wichtig, aber nimm dein Leben ernst."

Weber und Siefer beschreiben viele weitere Experimente der „Neurotheologie" und demontieren mit der Prämisse

„Gott gibt's nur im Gehirn" zuerst mit den Hirnforschern das traditionelle Menschenbild, dann präsentieren sie uns die Bausteine für ein neues, dann trösten sie uns, dass die Revolution, der Paradigmenwechsel, schon nicht so schlimm ist: Es gebe zwar kein unsterbliches Ich, aber dafür hätten wir alle auch die Chance, zur neuen Gelassenheit kommen zu können. Wir sollten uns nicht mehr so ernst nehmen, uns nicht mehr ängstlich an die Fiktion eines Ich klammern, das mache schließlich frei für das Jetzt, für eine neue buddhistische Gelassenheit, eine neue Mitmenschlichkeit, ja für eine neue Demut. Amen! So klingt das Hosianna auf die Hirnforschung.

Abschied vom Dualismus

Natürlich ist es zu begrüßen, wenn wir mittels Hirnforschung das dualistische Menschen- und Weltbild überwinden können, das uns zum Beispiel in der Medizin nichts Gutes beschert hat. Ausgehend von der Trennung des Menschen in Geist und Körper konzentriert sich die heutige Medizin immer noch einseitig auf den Körper, den sie im Sinne Descartes' als Maschine versteht – kritisiert der Medizinethiker Giovanni Maio aus Freiburg.

Und natürlich bringt uns ein einheitliches Bild gemäß der Maxime: Der Geist fiel nicht vom Himmel, wir sind Produkte der Evolution und nicht solche eines göttlichen Funkens, der uns auf übersinnliche und unerklärliche Weise eingepflanzt wurde, der Natur insgesamt näher, vor allem unseren nächsten Verwandten, den Primaten. Nicht von ungefähr plädieren viele Naturwissenschaftler, die mit dem Dualismus schon immer Probleme hatten, dafür, die Grenzen zwischen Mensch und Tier endgültig aufzulösen. Schließlich können auch bestimmte Tierarten leiden und empathisch sein, sie haben Kultur, Intelligenz und Persönlichkeit, manchmal auch im Ansatz so etwas wie Selbstbewusstsein.

Wer kennt schließlich noch einen aufgeklärten vernünftigen Menschen, der dem alten Descartes'schen Dualismus anhängt, der in seinem Leben etwas erlebt hat, das offenkundig mit den Naturgesetzen nichts zu tun hat? Wenn die Hirnforscher also zu Gericht sitzen über ein angeblich obsoletes Menschenbild, das in vielen gesellschaftlichen Kreisen längst nur noch teilweise akzeptiert wird, dann exekutieren sie – wie der Philosoph Franz Josef Wetz polemisiert – ein Urteil über eine Gegenwart, die schon längst Vergangenheit geworden ist.

Ich bin Ich: Die Erste-Person-Perspektive

Wo bleibt bei diesem regen Austausch der Argumente eigentlich der sehr ernst zu nehmende Einwand gegen den Reduktionismus der Hirnforschung? Wo bleibt die Erste-Person-Perspektive? Diese Perspektive des erlebenden Ich ist für die Forschung, wie der Ulmer Hirnforscher Manfred Spitzer und sogar Gerhard Roth einräumen, „unhintergehbar". Die Wissenschaft kann immer nur die Dritte-Person-Perspektive einnehmen, sie blickt möglichst objektiv von außen auf einen ganz und gar subjektiv geprägten Innenraum.

Das kann man sich gut an einem Beispiel verdeutlichen. Sie gehen mit Ihrer Frau ins Konzert und erleben einen wundervollen Abend. Die Musik hat Sie glücklich gemacht und viele Saiten in Ihnen zum Klingen gebracht. Am nächsten Morgen lesen Sie in der Zeitung eine Rezension von einem Musikkritiker, der das Konzert beckmesserisch in Bausch und Bogen verdammt. Sie sind der Meinung, dass dieser Kritiker eine andere Veranstaltung besucht hat, Sie hatten ja einen völlig anderen Eindruck. Klar: Sie haben die Erste-Person-Perspektive eingenommen, der Kritiker die Dritte-Person-Perspektive. Sie sind das erlebende Ich, der Kritiker ist der distanzierte Beobachter, der von außen auf dieses Konzert blickt, um es gerade aus dieser Distanz heraus kritisch unter die Lupe zu nehmen.

Genauso verhält es sich mit der Hirnforschung. Sie nimmt die Perspektive des Kritikers ein und vermag das subjektive Erleben kaum adäquat darzustellen. Das führt auf das Problem des Selbstbewusstseins.

Dazu gibt es eine schöne Anekdote, die der Tübinger Bewusstseinsphilosoph Manfred Frank in einem in der „Zeit" erschienenen Interview über die Grenzen der Hirnforschung zum Besten gibt: Der Physiker und Philosoph Ernst Mach steigt etwas müde in einen Bus, nicht bemerkend, dass ihm gegenüber ein Spiegel hängt. Ernst Mach denkt: Herrje, was für ein heruntergekommener Schulmeister steigt da eben ein!

Damit hat er zwar, kommentiert Frank, über sich eine richtige, das heißt wahre Aussage gemacht, aber zugleich hat er nicht gewusst, dass er auf sich selbst Bezug nimmt – das ist schließlich ein „riesengroßer, lebensweltlich hochrelevanter Unterschied". Mach blickt wie ein Hirnforscher auf sich selbst und sieht das Wichtigste nicht: Sein Ich, das sich seiner selbst bewusst ist.

„Selbstbewusstsein", erläutert Frank, „ist (...) eine einzigartige, nämlich eine reflexive Kenntnis, in der sich eine Person bewusst auf sich selbst richtet, aber auf sich selbst in gegenständlicher Position. Wie könnte sie aber das Objekt-Ich als sich selbst – als das Subjekt, das sie ist – begreifen, wenn sie nicht vor dieser objektiven Präsentation schon ein ungegenständliches Bewusstsein von sich gehabt hätte?"

Frank versucht das Phänomen des Selbstbewusstseins damit an der erkenntnistheoretischen Wurzel zu packen: Bevor ich mich als Ich objektivieren und spiegeln kann, bevor ich sage, dieser Ralf Caspary erlebt gerade dieses Musikstück oder steigt gerade in den Bus, muss ich mir meines Ich schon in einem vor-reflexiven Bereich gewahr geworden sein. Ich muss mich schon immer haben, um mich dann in ein beobachtendes und ein beobachtetes Ich aufzuspalten. Diese privilegierte vorreflexive Struktur des Selbstbewusstseins fällt aus der Welt der Naturgesetze und Objektivierungen heraus, obwohl sie das gemäß der Maximen der Neurowissenschaftler nicht tun dürfte. Sonst würde man sich ja wieder in den Dualismus verstricken. Gerade der soll aber überwunden werden.

Jetzt stellen Sie sich bitte mal vor den Spiegel und sagen: „Dieser Mann oder diese Frau da im Spiegel ist…" Ja, was ist er oder sie denn? Eine Tomate? Nein. Ein Ballon? Nein. Ein Automat? Nein. Ein Neuronenhaufen? Ebenfalls nein. Er oder sie ist Ralf Caspary oder Frau Meier. Ich bin ich! Du bist du! Schon alleine dieses Sprachspiel zeigt: Man kann das eigene Ich nicht mit objektiven Begriffen, die Gegenstände aus der Lebenswirklichkeit bezeichnen, beschreiben. Ich empfinde und erlebe mich immer als diesen einen unverwechselbaren Menschen. Frank drückt das so aus: Es gibt eine „vorbegriffliche Bekanntschaft" mit sich selbst. Wenn ich morgens in den Spiegel schaue, wenn ich Schmerz empfinde beim Zahnarzt, wenn ich Musik höre – ich habe immer das nicht hinterfragbare Gefühl, das mir mitteilt: Ich bin das erlebende Ich.

Das klingt very sophisticated, aber viele Philosophen und Hirnforscher zerbrechen sich darüber den Kopf. Der Philosoph Thomas Nagel hat einmal die entscheidende Frage gestellt: Wie ist es, eine Fledermaus zu sein? Das kann man nicht objektiv – von außen – beschreiben, das weiß nur die Fledermaus oder besser: Das fühlt nur sie. Und das trifft auch auf den Menschen zu.

Selbstbewusstsein basiert auf dem Gefühl seiner selbst. Wenn ich in den Himmel blicke und das Blau sehe, ist mir vor jeder Reflexion schon klar, dass ich es bin, der das Blau sieht. Genau deshalb hält Frank die Fahne hoch, auf der steht: „Das Rätsel der Subjektivität".

Wir interpretieren uns und unsere Mitmenschen als selbstbewusste Personen, als unverwechselbare Individuen. Wir haben Respekt vor ihren Wünschen und Leiden, vor ihren Gefühlen und Standpunkten, weil sie ein Ich haben, das sich einem direkten Zugriff, einer Verfügbarkeit und einer wissenschaftlichen Objektivierung entzieht. Wenn wir alle wie Ernst

Mach in den Spiegel schauen und fragen würden, wer ist das denn da, würden wir wie Marionetten durchs Leben taumeln und man müsste uns in die psychiatrische Klinik einliefern.

Diese Struktur des Selbstbewusstseins bildet eine unüberschreitbare Grenze des wissenschaftlichen Zugriffs. Die neurowissenschaftliche Perspektive blendet gerade die Innenperspektive aus: das Ich, das sich vor allem Denken schon selbst begegnet ist, vielleicht in einer Art unio mystica. Möglicherweise sind die Literatur und mit ihr spirituelle Erfahrungen der Ort, wo über diese spezifische Struktur adäquat gesprochen werden kann, in Form von Andeutungen, Umschreibungen, Metaphern und Symbolen.

„Wir sind voller Hochachtung vor der Komplexität des Gehirns", heißt es bei Frank, aber „wir haben Hirne und sind Iche". Oder kann man sich – um seine These aufzugreifen – einen Liebesbrief vorstellen, der ganz im neurowissenschaftlichen Vokabular gehalten ist? Sie erinnern sich an die Ode zu Beginn dieses Kapitels. Sie hat parodistische Züge, weil das Wichtigste ausgeblendet wird: Die Gefühle und Erlebnisse aus der Erste-Person-Perspektive.

Selbst Hirnforscher wie Gerhard Roth würden über die Ode eher schmunzeln, wissen sie doch, dass sie aufgrund ihrer Experimente nur sagen können, bestimmte neurophysiologische Prozesse zeigen, diese Person ist gerade verliebt oder sieht grüne Gegenstände. Unzulässig aber ist es für einen Hirnforscher, daraus zu schließen: „Verliebtsein, grüne Gegenstände sehen oder etwas wollen ist nichts anderes als das Feuern der Neuronen."

Bei diesem Punkt rudert Roth zurück und übt sich in Bescheidenheit. Selbst wenn seine Disziplin irgendwann einmal so weit sein sollte, die neuronalen Voraussetzungen auch der kleinsten Seelenregung anzugeben, und darauf hofft man ja in der Community wie der Gläubige auf ein Wunder: Es bleibt immer eine Grenze zwischen der Ersten- und der Dritten-Person-Perspektive. Nervenzellen sind kein empfindendes, erlebendes Subjekt, das limbische System des verliebten Herrn X ist nicht verliebt, es ist lediglich der neuronale Träger dieses für uns immer noch einzigartigen Gefühls.

Das Gehirn und der akademische Betrieb

Störend an neurowissenschaftlichen Thesen ist gar nicht mal so sehr die Abkehr vom dualistischen Menschenbild und die Hinwendung zu einer Materialisierung oder Biologisierung des Ich; das sind nämlich alles längst bekannte und vielfach diskutierte Thesen aus dem Fundus der abendländischen Philosophie. Störend ist vielmehr die omnipotente und radikalaufklärerische Geste mancher Hirnforscher, die uns ihr neues Menschenbild verordnen wollen wie eine bittere, aber letztlich notwendige Medizin.

„Mit viel Pathos werden die vermeintlich neuen Erkenntnisse als Kränkungen und Demütigungen aufgebauscht. Es werden deren Konsequenzen zu revolutionären Umwälzungen auf dem Gebiet des Rechts und der Moral hochgespielt, ja, sie werden zu verheerenden Auswirkungen auf unsere Alltagswelt aufgeblasen", polemisiert der Philosoph Franz Josef Wetz.

Manfred Frank sieht die Gründe für ein solches Vorgehen der Wissenschaftler in einem neuen Konkurrenzdenken, das den akademischen Betrieb mehr und mehr bestimmt. Jeder versuche, effizient und schnell Drittmittel einzuwerben und sich nach Kräften möglichst gut in Szene zu setzen, jeder versuche, jeden zu übertreffen.

Spätestens seit den 1990er Jahren, seit der proklamierten „Dekade des Gehirns", ist die Neurowissenschaft im akademischen Betrieb „in", was sich an einer Flut von neuen Studiengängen und Abschlüssen zeigt, die im Zuge der Euphorie an deutschen Universitäten eingerichtet wurden. An der Magdeburger Universität kann man sich zum Diplom-Neurowissenschaftler ausbilden lassen, in Göttingen gibt es das Master-

und Promotionsstipendium „Neurosciences“, in Tübingen das Promotionsprogramm „Neural and Behavioral Sciences“, in München haben sich mehrere Forschungseinrichtungen zum „Munich Center for Neurosciences“ zusammengeschlossen.

In jeder Ausgabe des Magazins „Gehirn & Geist“ berichten Neurowissenschaftler über ihre neuen Experimente und Erkenntnisse, die natürlich letztlich auf einer sehr guten finanziellen Ausstattung basieren. Ein Hirnscanner kostet einige Millionen Euro, dazu kommen teure Wartungskosten und ebenso teure Spezialisten, die die Versuche konzipieren, durchführen und auswerten. Eine Untersuchung mit dem funktionellen Magnetresonanztomografen, ohne den heute nichts mehr geht, kostet – laut Schätzungen – mit 15 bis 20 Versuchspersonen rund 30 000 Euro. Verständlich, dass da ein Philosoph wie Frank neidvoll auf diese Entwicklung blickt. Der Geldregen geht an den Geisteswissenschaften sang- und klanglos vorüber.

Kultur gegen Natur?

Francis Fukuyama, Professor für internationale politische Ökonomie an der Hopkins University in Baltimore, hat sich schon im Jahre 2002 mit seinem Buch „Das Ende des Menschen“ gegen den Zugriff der Neurowissenschaften auf den Menschen gewehrt: „Der Reduktionismus bildet selbstverständlich eine der Grundlagen der modernen Naturwissenschaften und ist für einige ihrer größten Triumphe verantwortlich“, aber das muss nicht für alle biologischen Systeme gelten, erst recht nicht für den Menschen und seine Kultur.

Der Mensch kann sich mittels Kultur ein Selbstbild schaffen und sich dadurch zu sich selbst ins Verhältnis setzen. Das, und nur das, ermöglicht ihm den Übergang in den Bereich geistiger Äußerungen und Symbole. Hier eröffnet sich ein

Raum, der jenseits naturwissenschaftlicher Objektivierungen Platz lässt für seine Subjektivität, die kaum in neuronalen Strukturen restlos aufzugehen vermag.

Noch einmal Fukuyma: „Subjektive mentale Zustände resultieren zwar aus realen biologischen Prozessen, scheinen jedoch von einer ganz anderen nichtmateriellen Ordnung zu sein als andere Phänomene." Doch die Naturwissenschaftler hätten oftmals eine fast panische Angst vor dem Dualismus, deshalb würden sie falsche Schlussfolgerungen ziehen und die Komplexität des Menschen reduzieren.

Auch wenn einige Hirnforscher der Meinung sind, sie könnten in Zukunft vielleicht sogar das Geheimnis des Selbstbewusstseins lüften, so dürfte doch auch klar sein: Neuronale Prozesse beziehen sich immer nur auf das *Wie*, auf eine bestimmte Art und Weise bestimmter elektrischer und biochemischer Funktionen, nicht aber auf das *Was*, also auf die Frage: Was ist Liebe, Freiheit, Sprache, Reue, Scham, Glück, Spiritualität, Selbstbewusstsein?

Genau das meinte wohl auch der Papst mit seiner Kritik am darwinistischen Materialismus. Man muss nicht gleich wie er einen ontologischen Sprung annehmen, der den menschlichen Geist aus der Sphäre der Natur herauskatapultiert. Aber die Frage nach dem *Was* ist die letzte Bastion, die die Neurowissenschaften nicht einnehmen können. Das Selbstbewusstsein mit der Ersten-Person-Perspektive, in der dieses *Was* wie eine Fliege im Bernstein eingekapselt ist, bleibt wohl ein Rätsel.

Zum Schluss dieses Kapitels noch ein spitzfindiges Argument gegen den Reduktionismus, formuliert aus der Ersten-Person-Perspektive: Wenn die Hirnforscher Recht hätten und das Ich, Bewusstsein, Denken, Erleben nur eine grandiose neuronale Inszenierung wären, dann müsste das natürlich auch für sie selbst gelten. Warum nehmen sie sich dann aber, wenn es um ihre neuen Erkenntnisse und deren mediale Verbreitung geht, so wichtig?

Wir Laien dürfen uns abermals zurücklehnen und gelassen auf die Versprechungen und utopischen Ziele der Neurowissenschaftler blicken. Die stehen offenkundig noch ganz am Anfang – von wegen Bioautomaten! – und haben noch viele Experimente und Theoriebildungen vor sich. Bis dahin kursieren eher grobe Skizzen für zukünftige Menschenbilder in der Öffentlichkeit, die doch eigentlich nicht mehr und nicht weniger sind als ebenso grobe Orientierungshilfen.

3. Blicke in die Black Box – Die Geschichte der Hirnforschung und der Reduktionismus

„Wir müssten uns die Schädeldecke aufbrechen
und die Gedanken einander aus den Hirnfasern zerren."
Dantons Tod, Georg Büchner

Dem Gehirn bei der Arbeit zusehen

Der Wiener Chirurg Eduard Albert hat eine Vision. Er will ein Kindergehirn vor Publikum durchleuchten und bei der Aktion zeigen. Die Zuschauer sollen dabei vor allem auf die dritte linke Stirnwindung achten. Es handelt sich um das berühmte Broca-Areal, das motorische Sprachzentrum. Albert phantasiert sich die Szene folgendermaßen zurecht:

„Wie aber das Kind zum Sprechen sich anschickt, fängt eine unbeschreibliche Bewegung auf der Stelle an; die Moleküle schwingen hoch empor, einzelne wirbeln in Kreisen, andere in Ellipsen u.s.w. Plötzlich stockt das Kind, weil es eine Stelle vergessen hat; es wird schamroth und im Gemüthe aufgeregt, die Moleküle schießen dabei unregelmäßig durcheinander, auf einmal beschreiben sie wieder regelmäßige Bahnen (...); das Kind spricht weiter" (nach Hagner).

Und noch ein Zitat, das das Ergebnis eines Experiments zusammenfasst, bei dem Testpersonen dazu aufgefordert wurden, im MR-Tomografen ein Tauschspiel auszuführen:

„Dieses Signal (...) ließ sich mit der Aktivierung anderer Bereiche sowohl im Gehirn des Treuhänders als auch im Gehirn des Investors korrelieren. So war der mittlere Gyrus cinguli (middle cingulate cortex, MCC) des Investors beim Investieren besonders aktiv, der anteriore Gyrus cinguli (anterior cingulate cortex, ACC) des Treuhänders hingegen bei der Mitteilung der Investition. Die Korrelation zwischen diesen Regionen lag bei etwa 0,8, wenn man die Signale aus dem Investor-Gehirn um 14 Sekunden zeitverzögert verwendete."

Zwischen beiden Beschreibungen liegen 122 Jahre. Die erste wurde 1884 formuliert, die zweite 2006. Die Textsorten unterscheiden sich erheblich, die Ziele sind nahezu identisch. Alberts Text ist pure Fiktion, er changiert zwischen Poesie und Wissenschaft fröhlich hin und her. Der Ulmer Hirnforscher Manfred Spitzer formuliert das Ergebnis seines Experiments nüchtern und funktional, mit dem modernen neurowissenschaftlichen und technischen Vokabular. Schließlich kann er sich auf ein ganzes Arsenal neuer bildgebender Verfahren verlassen, die den Blick ins Gehirn, von dem Albert nur träumen kann, möglich machen.

Beide haben aber das gemeinsame Ziel, dem Geist oder besser: dem Gehirn bei der Arbeit zuzusehen, herauszufinden, welche Areale bei bestimmten Handlungen oder Denkoperationen aktiviert sind, welche nicht. Albert stilisiert sich zu einem Seher, der in die Schatzkammer, heute sagt man „Black Box", namens Gehirn blicken darf. Fast ehrfürchtig beschreibt er die vermeintlichen neuronalen Vorgänge so, als wäre er in eine verbotene Intimsphäre eingedrungen.

Spitzer kann auf diese Attitüde verzichten: Der Blick ins Gehirn ist heute so selbstverständlich wie die Röntgenaufnahme der Leber. Da muss man nicht mehr wie weiland der Held Hans Castorp in Thomas Manns „Zauberberg" beim Betrachten des eigenen Röntgenbildes ausrufen: „Mein Gott, ich sehe!"

Auch wenn seit Herausbildung der modernen Hirnforschung im 20. Jahrhundert neue leistungsstarke Techniken zur Verfügung stehen: Elektroenzephalografie (EEG), ereigniskorrelierte Potentiale (EKP), Magnetoenzephalografie (MEG), Positronenemissionstomografie (PET) und funktionelle Magnetresonanztomografie (fMRT) – so sind die Fragen, die Forschungsziele, die methodischen Ansätze und auch die Visionen von Beginn an bis heute zum Teil ähnlich geblieben. Und das ist ein Problem.

Michael Hagner, Professor für Wissenschaftsforschung an der ETH Zürich, kommt in seinen Analysen zur Einbettung der Neurowissenschaften in verschiedene Epochen und deren kulturelle Muster zu dem Schluss: Die Hirnforscher schließen immer neue Räume auf, haben aber Fragen aus dem 19. Jahrhundert, aus jener Zeit, in der die Disziplin erstmals an Konturen gewann.

Die Feststellung gilt auch für den gegenwärtigen Streit zwischen Philosophen und Hirnforschern und den in diesem Zusammenhang erhobenen Materialismus- und Reduktionismusvorwurf. Auch der wurde seit Beginn der Forschung auf Dauer gestellt.

Die Vermessung des Gehirns

Das erste Kapitel der modernen Hirnforschung schlägt Anfang des 19. Jahrhunderts der österreichische Mediziner Franz Joseph Gall auf, der eigenen Angaben zufolge durch eine Beobachtung in der Jugendzeit zu seiner später berühmtberüchtigt gewordenen Schädellehre inspiriert wurde. Ihm sei aufgefallen, dass Studenten mit hervortretenden Augen, Gall nannte sie abwertend „Klotzaugen“, gut im Auswendiglernen gewesen seien; seit dieser Beobachtung sei er dem Zusammenhang von körperlich-anatomischen Merkmalen am Schädel mit geistigen und emotionalen Leistungen erfolgreich auf der Spur gewesen. Gall entwickelte seine „Kranioskopie“, später auch „Phrenologie“ genannt, die sofort in Fach- und Medienkreisen leidenschaftlich und kontrovers diskutiert wurde.

Die innere Gehirnorganisation spiegelt sich – das war Galls feste Überzeugung – in der äußeren Gestalt des Schädels wider. Das Gehirn modelliere gleichsam den Schädel von innen heraus. In diesem Sinne gab es für den leidenschaftlichen Schädelvermesser den Würg- und Mordsinn, den man an der Schläfe über dem Ohr verorten könne. Ein anderer Bereich mache deutlich, dass sich der dazugehörige Schädelträger als kinderlieb oder rational erweise.

Galls Annahme war, dass geistig-seelische Fähigkeiten eine Entsprechung im Gehirn haben oder, wie man heute sagen würde, ein materielles Korrelat, das man genau lokalisieren könne. Mit diesem Mediziner brach das für die Hirnforschung so bedeutende „Zeitalter der Lokalisationen" an (Düweke). Hinzu kommt, dass Gall die bisher als unteilbar aufgefasste Seele fein säuberlich in einzelne Grundkräfte aufteilte, denen er jeweils ein inneres Hirnorgan zuwies, das sich an der Struktur des äußeren Schädels manifestiert.

Gall unterschied insgesamt 27 dieser Kräfte oder Vermögen, zum Beispiel Würg- und Mordsinn, List, Schlauheit, Klugheit, Freundschaft, Mut, Anhänglichkeit, Hang zum Stehlen, Nachahmungssinn, Sinn für Gott und Religion. Er projizierte die emotionale, geistige und affektive Komplexität des Menschen ins Gehirn und seine Funktions-Areale.

Beim Publikum hatte er mit diesem Konzept großen Erfolg, er war ein charismatischer Redner und Wissenschaftler. Man staunte in seinen öffentlichen Vorführungen, die den Begriff „Event" wohl damals schon verdient hätten, über die zahlreichen Gipsabdrücke von Menschenschädeln aller Art und „Stände", an denen Gall wort- und gestenreich seine Theorie ausführte. Besonderen Erfolg hatte er, wenn er während seiner Vorlesungen die Schädel der Zuhörer abtastete und sogleich das Ergebnis der Vermessung mitteilte: „Mein Herr, es tut mir Leid Ihnen sagen zu müssen, Sie haben einen ausgeprägten Hang zum Diebstahl!"

Dem Kaiser und den Kirchen gefiel das Treiben überhaupt nicht, Franz der Zweite ließ 1801 die Privatvorlesungen per Dekret verbieten. Der Vorwurf lautet: Materialismus. Gall wies das zurück, wohl wissend, dass der Kaiser nicht falsch lag. Er formulierte mit der Strategie der Behutsamkeit:

„Wenn man endlich behaupten könnte, daß jede Art von Gefühl und Empfindung, so, wie das Denken, wesentlich nichts anderes als verschiedene Arten von Bewußtseyn seyen; und folglich das Bewußtseyn, jenes unbegreifliche Gefühl des lebendigen Körpers, aus Eigenschaften einfacher oder zusammengesetzter Körper erklärt werden könnte – was aber ewig allen Weltweisen der Stein des Anstosses bleiben wird: – so wäre dadurch allen Streitigkeiten dieser Art ein Ende gemacht."

Deutlichere Bekenntnisse zum Materialismus sucht man bei Gall vergebens. Er hatte wahrscheinlich Angst vor der Obrigkeit und vor den damals noch mächtigen Philosophen, den Herren Weltweisen, die an traditionellen metaphysischen Konzepten festhielten und den Experimenten der Hirnforscher mit Skepsis, wenn nicht mit Verachtung gegenüberstanden.

Dennoch ist klar: Obwohl seine „Phrenologie" mit all den Simplifizierungen und ideologischen Vereinnahmungen heute als krudes unwissenschaftliches Machwerk gilt und sich viele darüber nur noch amüsieren mögen, bereitete sie doch den Boden für die Entwicklung der modernen Hirnforschung. Die Erziehungswissenschaftlerin Nicole Becker räumt ein: „An Galls Theorie war nicht alles falsch. Seine grundsätzliche Idee der Lokalisation, also die Vorstellung, dass unterschiedliche Leistungen des Gehirns von unterschiedlichen Regionen hervorgebracht werden, wurde später rehabilitiert. Heute spricht zwar niemand mehr von Hirnorganen und die kognitiven und emotionalen Leistungen des Gehirns werden anders benannt, aber es bleibt dabei: Visuelle Verarbeitungsprozesse finden (...) in anderen Regionen des Gehirns statt als Sprachverarbeitung. Insofern steckt ein Quäntchen Wahrheit in diesen Theorien."

Das Quäntchen Wahrheit sieht auch so aus: Gall wendet sich radikal ab von metaphysischen Kategorien wie Seele,

Wille, Vernunft. Er etabliert eine medizinisch-physiologische Denkweise und macht den Weg frei für eine weitere, differenziertere Ausarbeitung der Lokalisationstheorie und eine materialistische Sichtweise. Gall vollzog damit einen radikalen Perspektivwechsel: von der Metaphysik hin zur Neurologie.

Ein Zeitsprung: Im Jahr 1861 macht der Arzt Pierre Paul Broca eine entscheidende Entdeckung, als er das Gehirn eines verstorbenen Epileptikers untersucht, der im Alter von dreißig Jahren seine Sprache verlor und den man Monsieur Tan nannte, weil er nur diese eine Silbe artikulieren konnte. Broca vermutet, dass eine Schädigung der dritten Windung des Stirnlappens zum Verlust der Sprache geführt hat. Er sollte Recht behalten!

Die Lokalisation des Sprachvermögens elektrisierte die Fachwelt, niemand hatte bisher einer einzelnen Windung eine bestimmte Funktion zugeschrieben. Broca ging mit seinem Broca-Areal in die Geschichte der Hirnforschung und in die medizinischen Lehrbücher ein. Er verhalf der Lokalisationstheorie mit seiner Entdeckung zum Durchbruch.

Die Lokalisationstheorie hat bis heute Geltung, wurde aber mehr und mehr ergänzt durch die Netzwerktheorie. Es gibt nämlich ein Problem, das schnell in eine Sackgasse führte. Auf der Suche nach einem eindeutigen Ort im Gehirn für jeden einzelnen Wahrnehmungsgegenstand mussten die Forscher zwangsläufig die Beobachtungsräume im Gehirn immer weiter miniaturisieren. Dies ermöglichte zwar wichtige Entdeckungen, etwa zur Funktionsweise des optischen Apparats, führte aber in Bezug auf komplexe kognitive Fähigkeiten zur falschen Tendenz: Man war fieberhaft auf der Suche nach einzelnen Neuronen und deren Funktionen. Spöttisch wird in diesem Kontext auf das Großmutterneuron verwiesen. Wenn meine Großmutter den Raum betritt, welches Neuron beginnt in meinem Kopf zu feuern? Mit diesem Ansatz bekamen die Forscher dann erhebliche Platzprobleme, nicht jeder Gegenstand aus der in ihrer Vielfalt unendlichen

Erfahrungswirklichkeit passt ins Gehirn hinein, es sei denn, man würde es vollstopfen mit allen möglichen Dingen und Begriffen, so dass es letztlich aus „allen Nähten" platzen würde.

Die Gewinner dieses kuriosen Dilemmas sind die Netzwerker, die davon ausgehen, dass unterschiedliche neuronale Areale flexibel und situationsabhängig miteinander vernetzt werden. Diese „Module" sind nicht fest verdrahtet, sondern organisieren sich und kooperieren in jeder Situation neu. Die Neurobiologin Anna Katharina Braun von der Guericke-Universität in Magdeburg ist so eine Netzwerkerin. Für sie ist das Zusammenspiel der unterschiedlichen Hirnregionen wie ein Orchester. Beim Gedanken an eine Katze wird eine Sinfonie erzeugt aus Farben, Gerüchen, Bewegungen, Begriffen, aus dem Miauen der Katze. Aus diesen Einzelinformationen setzt das Gehirn die „Katze" als innere Repräsentation, als neuronales „Bild", zusammen.

Die Sinfonie besteht aus nichts anderem als Neuronengruppen, die sich wie einzelne Instrumente zu einer Melodie zusammenfinden. Egal was wir gerade denken, fühlen, welche Bilder in uns entstehen, welche Gegenstände oder Menschen wir sehen, es ist ein ständiges Kommen und Gehen sehr unterschiedlicher Melodien und Kooperationsmuster der Neuronen.

Die Netzwerkstruktur ist alles andere als statisch, sie ist fließend, äußerst veränderbar. Deshalb begreifen Netzwerker wie Braun und auch Wolf Singer (siehe Kapitel 1) das Gehirn keinesfalls mehr als ein Karteikastensystem mit präzise zu bestimmenden Orten und dazugehörigen Funktionen.

Die meisten Hirnforscher sind heute Netzwerker, viele stehen aber gleichzeitig noch mit einem Bein in der Tradition der Lokalisationstheorie. Wenn sie bestimmte geistig-emotionale Funktionen wie Kurz- und Langzeitgedächtnis, Angst, Empathie auf deutlich einzugrenzende Gehirnareale beziehen, lebt die gute alte Theorie weiter.

Was nach Gall, Broca und anderen die Hirnforschung bis heute prägt, ist erstens das eine Mal vorsichtig, ein anderes Mal deutlich artikulierter Materialismus, verbunden mit dem Reduktionismus, sowie eine permanente Diskussion zwischen Philosophen und Naturwissenschaftlern, deren Argumentationsmuster der Kontroverse aus dem Jahr 2009 um das Libet-Experiment stark ähneln.

1845 formuliert der Zoologe Carl Vogt, dass die „Gedanken in demselben Verhältnis etwa zum Gehirn stehen wie die Galle zu der Leber und der Urin zu den Nieren. Eine Seele anzunehmen, (...), ist ein reiner Unsinn."

Und noch einmal Vogt, dieses Mal zum Problem der Willensfreiheit, das ebenfalls vor über 150 Jahren schon diskutiert wurde: „Der freie Wille existiert nicht und mit ihm nicht eine Verantwortung und eine Zurechnungsfähigkeit, wie sie die Moral und die Strafrechtslehre (...) uns auferlegen wollen." – „Wir sind in keinem Augenblicke Herren über uns selbst."

Dieser radikale Materialismus konnte nicht unwidersprochen bleiben, selbst aus den eigenen Reihen erhob sich Widerstand. Der Physiologe Emil du Bois-Reymond warf Vogt vor, er erwecke die Vorstellung, als sei der Gedanke aus der physikalischen Kenntnis des Gehirns ableitbar. Was Unsinn sei!

Die BBC zeigte 1950 eine achtteilige TV-Dokumentation über das Leib-Seele-Problem. Man konnte Neurowissenschaftler und Philosophen dabei beobachten, wie sie Argumente austauschen, die heute ebenfalls wieder in die Diskurs-Arena geworfen werden. Ein Neurophysiologe sagte: „Wir müssen die Beziehung des Geistes zum Gehirn nicht nur als ungelöst betrachten, vielmehr als bar jeder Grundlage für einen ersten Anfang." Dem wurde beigepflichtet mit dem Argument, die Psychologen könnten ja kräftig über den Äther weiterspekulieren, für einen Wissenschaftler sei dies jedoch unangebracht. Ein Hirnanatom ergänzte, man solle das Gehirn wie eine Rechenmaschine betrachten, mit dem Begriff „Geist“ solle man lieber Prozesse wie Wahrnehmen, Abstrahieren und Schlussfolgern belegen, sonst nichts. Und ein Philosoph wiederum warnte vor dem Bestreben, Geist in Materie und umgekehrt auflösen zu wollen (aus Düweke).

Lauter Sinn- und Menschenbilder

Noch ein Zeitsprung gefällig? Der Gehirnchirurg Wilder Penfield macht bei einer Wachoperation 1938 eine interessante Entdeckung: In dem Moment, in dem er eine Stelle im hinteren Schläfenlappen im Gehirn der jungen Patientin reizt, ruft das Mädchen: „Oh, ich kann etwas sehen, das auf mich zukommt!“ Als Penfield zwei Punkte hinter der Sehrinde derselben Prozedur unterzieht, sieht das Mädchen farbige Sterne.

Der Mediziner ist fasziniert und erkundet in der Folgezeit systematisch die Hirnrinde. Er macht immer mehr Reiz-Experimente und kann bei den Patienten Träume auslösen, die Illusion von Motorgeräuschen, ja sogar die von zirpenden Grillen. Penfield nimmt dann das motorische Rindenfeld unter die Lupe, es kontrolliert Bewegungen der Gesichtsmuskeln, Finger, Arme und Beine, sowie das somatosensorische Rindenfeld, es verarbeitet Tast- und Berührungsreize des Körpers. In beiden Arealen nehmen Lippen, Zunge, Mundregion, Finger und Hände deutlich mehr Platz ein als der Rumpf oder die Beine. Das bedeutet für Penfield: Der reale menschliche Körper ist im Gehirn verzerrt abgebildet (Düweke).

Der Wissenschaftler illustriert das mit einer skurrilen Grafik, dem berühmt gewordenen Homunkulus – Resultat einer Verbildlichung der Ausmaße bestimmter Körperteile aufgrund ihrer neuronalen Repräsentationen im Gehirn. Das Penfield-Männchen hat grotesk große Hände und dünne Ärmchen, einen riesigen Mund, samt gigantischen Lippen und Zunge, dazu einen zwergenhaften Rumpf.

Der Mensch erscheint hier augenscheinlich als „lippen- und zungenfixiertes“ Wesen, was für den Wissenschaftshistoriker Michael Hagner deutlich macht: Die Hirnforscher nehmen den Menschen auseinander, um ihn dann wieder neu zusammensetzen. Hirnbilder, wie sie in der Lokalisationsforschung kursieren, entwickeln sich so von „Orientierungshilfen unaufhaltsam zu Seelen- bzw. Menschenbildern“. Penfields groteske Figur ist Sinnbild dieses Trends zur Formulierung neurowissenschaftlich geprägter Menschenbilder, der bis heute anhält. Ebenso wie die darauf folgenden Versuche, die uns ab den 1950er Jahren veranschaulichen sollten, das Gehirn arbeite wie ein Computer und sei auch so verschaltet. Da wurde die neuronale Komplexität mittels einer simplen Metaphorik aus der Informatik zurückgestuft.

Heute weiß die Neurowissenschaft, wie falsch die Analogie Computer-Gehirn ist. Im Gegensatz zum Computer nimmt unser Gehirn nicht jeden Datenmüll auf, den wir eingeben wollen. Es selektiert bei jedem Wahrnehmungs- und Verarbeitungsprozess zwischen wichtigen und unwichtigen Informationen, es versieht dieselben mit emotionalen und biografischen Bedeutungen. Es konstruiert fortwährend Sinn und Bedeutung. Außerdem legt es Informationen nicht in irgendwelchen Schubladen, also Dateiordnern ab, um sie dann – wenn es der User will – auf den „Bildschirm“ zu zaubern, und zwar genauso, wie sie eingespeichert wurden. Unser Gehirn und sein Gedächtnis modellieren aufgrund der flexiblen Netzwerkstruktur gespeicherte Fakten. Bei jedem erneuten Abruf verändert sich deren semantische und emotionale Bedeutung.

Die Hirnforschung ist natürlich angesichts solcher Reduktionen, die von der Vision lebten, das menschliche Gehirn sei durch und durch rational, deshalb könne man es als Computer beschreiben, vorangekommen. Aber sie präsentiert uns heute wiederum Seelen- und Menschenbilder, die auf zeitgemäße Weise gut verpackt sind in computeranimierten Bildern mit vielen farbigen Gehirnarealen. Der Mensch wird abermals reduziert auf Funktionseinheiten im Gehirn.

Der Blick ins Oberstübchen, in die Kommandozentrale, ist heute wie damals allumfassend: Hier ein Neuronengewitter im limbischen System, dort eine erhöhte Synapsenbildung im Frontalhirn, hier sitzt angeblich das Selbstbewusstsein, dort die Körperempfindung, hier die Angst, dort die Lust, hier das religiöse Gefühl, dort die Verliebtheit.

In einer Ausgabe des Magazins „Bild der Wissenschaft" kann man eine farbige, sehr plastische Abbildung des Querschnitts unseres Gehirns bewundern, in der fein säuberlich sämtliche Areale verzeichnet sind, die zuständig sein sollen für religiöse Gefühle: Im Hippocampus sitzen der Aberglaube, im Hinterhauptslappen die visuellen Halluzinationen, im Stirnlappen die Fähigkeit zu religiösen Deutungen, im Scheitellappen mystische Einheitsgefühle, allerdings nur bei Deaktivierung. Die Lokalisationstheorie ist längst nicht zu Grabe getragen worden, Gall lässt grüßen!

Es ist, als wären wir in ein neues Zeitalter der Gehirn-Bilder und dem ungebrochenen Glauben an deren Aussagekraft und Objektivität getreten: Es ist alles so schön bunt hier! Und wir scheinen wieder an jenem historischen Punkt angekommen zu sein, wo ein Protagonist in Georg Büchners Revolutionsdrama „Dantons Tod" verzweifelt ausruft: „Wir müssten uns die Schädeldecke aufbrechen", um alle Gedanken dechiffrieren zu können.

Die Kenntnis vom Gehirn ist zur Menschenkenntnis avanciert. Das Hirn ist an die Stelle von Personen getreten (Hans-Peter Krüger) – das ist die Botschaft der Bilder, die uns fast täglich in einschlägigen Fachmagazinen präsentiert werden.

Der Wissenschaftshistoriker von der Universität Jena, Olaf Breidbach, kommt angesichts solcher Experimente, Verbildlichungen und Konzepte zu dem desillusionierenden Urteil: Natürlich sei die Hirnforschung von heute weitaus differenzierter als zu Zeiten Galls, natürlich habe sie entscheidend mit dazu beigetragen, neurologische Erkrankungen besser zu verstehen und auch zum Teil zu therapieren. Doch sie unterliege noch immer einem Reduktionismus und Materialismus, der Geistiges auf messbare physikalische Quantitäten reduziere, der behaupte: Es ist alles Chemie im Kopf.

Nach Breidbach habe sich die Disziplin schon frühzeitig, mit Gall, von der Philosophie und ihren begrifflichen Konzepten von Geist und Freiheit verabschiedet. Sie wollte sich eigene Maßstäbe setzen, um sich von althergebrachten Vorstellungen und Menschenbildern zu emanzipieren. Doch dabei sei sie fatalerweise beim traditionell überlieferten Reduktionismus stehengeblieben. Jeder halbwegs wache Philosoph müsse, so Breidbach, angesichts dieser Rückstufung auf neuronale Vorgänge heute wie damals ausrufen: Wo, meine Herren Hirnforscher, bleibt die Arbeit am Begriff, die erst einmal erweisen soll, was wir unter Liebe, Freiheit, Religion oder Geist überhaupt zu verstehen haben?

Dass auch die neuere Hirnforschung Defizite aufweist, die mit ihrer reduktionistischen Tradition zusammenhängen, mit denen man noch lange nicht die komplexe geistig-emotionale Welt des Menschen adäquat beschreiben kann, zeigt das nächste Kapitel. Es geht der Frage nach, was passiert, wenn man neurowissenschaftliche Erkenntnisse eins zu eins auf soziale, psychologische, pädagogische und kulturelle Bereiche überträgt.

4. Macht „Neuro“ wirklich alles neu?

„Die Tätigkeit des blumenkohlähnlichen Gehirns pflegt man Geist zu nennen.“
Wilhelm Busch

Mit dem Präfix „Neuro“ lassen sich schöne Wörter bilden: Neurodidaktik, Neuroökonomie, Neurotheologie, Neurogermanistik, Neuropsychologie, Neuroleadership, Neurophilosophie. Diese Neologismen sind verbunden mit dem Versprechen, das Präfix, das in seiner Kürze und Prägnanz die gesamten Erkenntnisse einer angeblich revolutionären Wissenschaft mit sich schleppt, macht auch tatsächlich alles neu.

Es soll die Pädagogik und Didaktik befruchten und auf die Beine einer objektiven Naturwissenschaft stellen. Dasselbe gilt für die Theologie oder die Ökonomie. Wir wollen prüfen, ob das immer so stimmt.

Literatur und das neuronale „Spieglein, Spieglein an der Wand“

Sie haben neulich ein Buch gelesen, das Sie emotional stark mitgenommen hat. Diese Geschichte von einer gescheiterten Liebe, so etwas haben Sie vorher noch nie gelesen, der Autor ist nach Ihrem Urteil ein Meister seines Fachs. Er schreibt anschaulich, einfühlsam, seine Charaktere sind aus Fleisch und Blut, wie aus dem richtigen Leben. Wie hat der das nur gemacht, fragen Sie sich. Die Neurowissenschaft gibt eine Antwort: Mit den Spiegelneuronen.

Spiegelneuronen wurden zum ersten Mal durch eine italienische Forschergruppe bei Affen entdeckt. Die Wissenschaftler konnten ein Neuronenensemble im Affenhirn identifizieren, das immer dann – und nur dann – „feuerte“, wenn der Affe mit der Hand nach einer Erdnuss griff. Genau für diese Handlung hatten die Neuronen den Handlungsplan gespeichert. Die bahnbrechende Entdeckung war nun, dass dieselben Neuronen auch dann feuerten, wenn der Affe nur beobachtete, wie ein „Kollege“ nach einer Nuss griff. Die bloße Beobachtung einer Handlung startet im Gehirn des Beobachters also genau dasjenige neuronale Programm, das die beobachtete Handlung bei ihm selbst ausführen könnte.

Dank der Spiegelneuronen ahmen wir Menschen Handlungen nach, die wir beobachten, wir spielen sie im Geiste durch, was letztlich die neuronale Grundlage für Empathie ist, für die Fähigkeit, sich in andere hineinzuversetzen, ihren Schmerz, ihre Freude, ihre Angst nachzuvollziehen. Wenn Sie mit Ihrem Kind zum Arzt gehen, weil es geimpft werden muss, wenn es dann beim Pieksen aufschreit, dann empfinden auch Sie Schmerzen, als hätte man Sie geimpft. Die Spiegelneuronen unterstützen das Konzept vom Gehirn als einem sozialen Organ: Es ist darauf programmiert, durch nachahmende einfühlsame Wahrnehmung zu lernen.

Literatur aktiviert diese Neuronen. Sie ermuntert den Leser zur einfühlenden und zum Teil auch nachahmenden Rezeption. Wenn wir eine gute Geschichte rezipieren, nehmen wir Anteil am Schicksal der Figuren, erleben ihre Qualen und Glücksmomente, als wären es unsere. Wir üben so fiktive Handlungsweisen ein, als Probelauf für den harten Alltag. Das alles ermöglichen die wunderbaren Spiegelneuronen.

Das ist nun ein sehr allgemeiner Ansatz der „Neurogermanistik“, der bei einem Vergleich mit „traditionellen“ Rezeptionstheorien schlecht abschneidet. Das gilt besonders für die gedankliche Schärfe und Komplexität. Man lese nur einmal die Rezeptionsästhetik des Romanisten und Literaturwissenschaftlers Hans Robert Jauß oder Hans-Georg Gadamers monumentales Werk „Wahrheit und Methode“. Dort erfährt man ungleich mehr über die Wirkung von Literatur als bei der „Neurogermanistik“ und ihrer Vorliebe für die Spiegelneuronen.

Jauß und Gadamer analysieren die Wirkungen literarischer Kulturleistungen von Individuen, die doch mehr zu sein scheinen als neuronale Funktionen. Eine Zerebralisierung des rezeptionsästhetischen Diskurses der Germanistik trägt jedenfalls wenig Erhellendes zur Beantwortung der Fragen bei: Was zeichnet gute Literatur aus und wie wirkt sie im Horizont subjektiver Erfahrung nicht auf ein Gehirn, sondern auf einen Leser, der mit seiner ganzen Persönlichkeit versucht, sich dem Buch, das er gerade liest, anzunähern? Der sich vor allem in der Geschichte nicht nur selbst bespiegeln, sondern doch über seine eigenen Grenzen hinauswachsen möchte? Sonst wäre jede Lektüre langweilig, weil wir uns als Leser immer nur selbst begegnen würden.

Einfühlung und identifikatorisches Lesen sind eine gute und wichtige Sache, aber nur eine sehr allgemeine Grundlage und nur ein Element der Rezeption. Als ich während meines Germanistik-Studiums zum zweiten Mal die Romane von Thomas Mann gelesen hatte, legte ich überhaupt keinen Wert auf identifikatorische Lektüre. Mich interessierten eher Strukturprobleme, die Frage, wie konzipiert dieser Autor seine Romane in einer Zeit, in der proklamiert worden war, man könne keine Geschichten mehr auf naive Weise erzählen, man könne dem Leser nicht mehr vorgaukeln, es gäbe einen eindeutigen Sinn, der zu vermitteln sei mit eindeutigen Handlungs- und Erzählmustern.

Bei der Lösung dieser zugegebenermaßen doch recht fachspezifischen Probleme schneidet die „Neurogermanistk“ ebenfalls schlecht ab. Ausgehend von der Theorie der Spiegelneuronen vertritt sie ironischerweise eine sehr konservative Auffassung von Literatur, ironischerweise deshalb, weil sie sich ja auf eine fast avantgardistisch anmutende naturwissenschaftliche Disziplin beruft. Sie kann nämlich nicht die Frage beantworten, warum wir manchmal mit Vergnügen Literatur lesen, die unsere Erwartungen hinsichtlich des Handlungsaufbaus, der Figurenzeichnung und -konstellation schwer enttäuscht, ja, die es genau auf diesen Störfall abgesehen hat.

In jeder guten experimentellen Literatur geht es eben nicht um einfühlsames Lesen und um das Sichhineinversetzen in eine schön komponierte Geschichte mit konsistenten verständlichen Charakteren, sondern um das genaue Gegenteil. Experimentelle Literatur von Handke über Butor bis Burroughs, von Novalis über James Joyce bis hin zu Gert Jonke will irritieren, nervös machen, verunsichern. Da kommt man mit den Spiegelneuronen nicht allzu weit. Die Neurogermanistik blendet einen wichtigen Traditionsstrang abendländischer Literatur aus.

Sie bietet Grundlagenforschung, die ahistorische und überindividuelle Aussagen beinhaltet, die weder etwas beitragen können zu gattungsgeschichtlichen Fragen – wie hat sich die Form des Romans über die Epochen hinweg herausgebildet? – noch zu der Tatsache, dass es immer ein Individuum ist, das eine Novelle, ein Gedicht, ein Drama mit dem Ballast seiner Biografie, seiner Erlebnisse und Voreinstellungen lebendig werden lässt.

Religiöse Neuronen – die Neurotheologie

Mit der „Neurotheologie“ assoziiere ich immer ein Gedankenspiel, das aus ethischen Gründen niemals durchgeführt werden dürfte: Wir schreiben das Jahr 2050. Den Neurowissenschaftlern stehen Scanner zur Verfügung, die jegliche Art von Energie detektieren können. Bei einem Experiment haben Wissenschaftler Folgendes feststellen können: Sie hatten einen sterbenden Menschen in den Scanner gelegt und seine

Hirnaktivität gemessen. Dann bemerkten sie etwas Eigenartiges: Plötzlich konnten sie keine Hirnaktivität mehr feststellen, stattdessen signalisierte der Scanner irgendeine Aktivität außerhalb des Körpers, die sich dann ebenso plötzlich ins Nichts auflöste. War das die menschliche Seele, der Funken Gottes, der erloschen ist? Hatten die Forscher etwas Unsichtbares gesehen, hatten sie etwas Mystisches für Sekunden bannen können? Mit solchen Fragen hat es die „Neurotheologie" zu tun.

Bei dieser Disziplin geht es ums Ganze und zugleich ziemlich wüst zu. Nicht mehr und nicht weniger als die Existenz oder Nicht-Existenz Gottes steht auf dem Spiel. Sie wird im Scanner je nach religionsphilosophischem Ansatz des betreffenden Forschers kurz und schmerzlos verhandelt. Michael A. Persinger von der kanadischen Laurentian University erzeugt mit seinem Religions-Motorradhelm, wie in Kapitel 2 schon beschrieben, in den Köpfen seiner Probanden religiöse Visionen und meint damit Gott ein für allemal als Hirngespinst entlarvt zu haben.

Sein Antipode ist der Hirnforscher Andrew Newberg. Er berichtet über Kernspinuntersuchungen mit Franziskaner-Nonnen und buddhistischen Mönchen. Stellten sich bei denen mystische Ekstasen ein, die sie sehr nahe zu Gott führten und eine unio mystica in Aussicht stellten, sollten sie an einer Schnur ziehen, die einen Mechanismus auslöste, der den Probanden ein radioaktives Kontrastmittel in die Venen spritzte. Damit wurden dann Aktivitäten im Gehirn sichtbar gemacht. Bei der empfundenen Gottesnähe herrschte in den für die Körperwahrnehmung zuständigen zentralen Scheitellappen der Großhirnrinde weitgehende Funkstille.

Newberg deutet das als Reizblockade, die die Unterscheidung von Innen und Außen aufhebe und das Ich so zur Himmelfahrt bringe. Der Forscher zieht aus diesem simplen Experiment, bei dem ja wieder die Lokalisationstheorie ihre Spuren hinterlassen hat, den weitreichenden Schluss: Unser Gehirn sehe einen Kontakt mit übernatürlichen Kräften vor.

Der Professor für Systematische Theologie und Ethik an der LMU in München, Friedrich Wilhelm Graf, kann angesichts solcher Experimente und Interpretationen, bei denen sich Hirnforscher entweder als Gottesleugner oder Missionare erweisen, nur den Kopf schütteln. Schon der Terminus „Neurotheologie" sei irreführend, weil er einen „falschen, illusionären Erkenntnisanspruch" spiegele. „Wer religiöse Bewusstseinszustände durch hirnbildgebende Verfahren erfassen will, betreibt neurologisch orientierte Religionsforschung, aber keine Theologie." Selbst wenn sich Probanden im Scanner eins mit Gott fühlten, was natürlich eine neurophysiologische Grundlage habe, könne man daraus in keiner Weise die Legitimation ableiten, wahre oder falsche Aussagen über theologische Probleme zu machen.

Neuronen und Geschichtswissenschaft

Wenn ich mich an meine Vergangenheit erinnere, als ich so vier oder fünf Jahre alt war, kommt mir ganz automatisch eine Szene in den Sinn: Ich stehe vor einem Kanaldeckel und werfe ganz genüsslich erst eine, dann zwei, dann alle Stricknadeln meiner Mutter durch die Löcher des Deckels. Daraufhin kommt meine Mutter zu mir gerannt. Sie ist empört, schreit mich an und gibt mir eine Ohrfeige. Ich hatte diese Episode fest in mein Selbstbild und in mein autobiografisches Gedächtnis integriert und auch interpretiert: Es war eine Geschichte über den Ralf, der gerne Unsinn machte und die Erwachsenen verärgerte.

Erst als junger Mann musste ich dann erfahren, dass diese Geschichte eine Erfindung meiner Tanten war, die sie mir immer wieder erzählt hatten, um mich zum Lachen zu bringen. Das Gedächtnis lässt sich leicht manipulieren, es nimmt gerne Geschichten auf und erzählt gerne welche. Es ist ein guter Interpret und ein ganz schlechter Chronist, was die Hirn- und Gedächtnisforschung mittlerweile hieb- und stichfest belegen konnte. Das hat auch Konsequenzen für eine Wissenschaft, die sich mit der Vergangenheit beschäftigt.

Johannes Fried ist Professor für Mittelalterliche Geschichte an der Johann-Wolfgang-Goethe-Universität in Frankfurt am Main. Er möchte seiner Disziplin eine Prise Neurowissenschaft verschreiben und stellt sich eine Geschichtswissenschaft vor, die auf kritische Weise Erkenntnisse zur Funktionsweise des Gedächtnisses reflektiert und in neue methodische Ansätze einfließen lässt.

Fried stellt in seinem Aufsatz „Geschichte und Gehirn" dar, dass das Gedächtnis Erlebnisse, Fakten oder Geschehnisse nicht einfach nur in irgendwelchen Schubladen ablagert, die dort lange Zeit unverändert überwintern können, bis ein Historiker auf sie zugreifen möchte, etwa wenn er Zeitzeugen befragt. Das Gehirn verändert fortwährend Erinnerungen. Bei jedem Abruf eines Gedächtnisinhalts wird dieser umgeformt und damit verformt.

Jede Erinnerungsleistung ist, so Fried, eine in erster Linie unbewusste, daher auch unkontrollierbare „Konstruktionsleistung des Hirns". Hinzu kommt die Abhängigkeit von Emotionen, von Stress, Freude, von Angst, Reue oder Scham, von der Ausschüttung der dazugehörigen Neurotransmitter, die schon die Inhalte bei der Aufnahme ins Gedächtnis stark einfärben, was erst recht für das Abrufen gilt (siehe Roths Theorie vom limbischen System aus Kapitel 1). Wer unter Stress den ersten Schultag in seinem Gedächtnis abgelegt hat, wird sich unter Stress daran besser erinnern. Wer sich in einer dunklen Stimmung befindet, in der ihm alles sinnlos erscheint, wird positive Gedächtnisinhalte in ein dunkles Gefühlsbad tauchen.

Nicht nur Gefühle manipulieren unser Gedächtnis. Es gibt viele andere Verformungsfaktoren, einer besteht aus der Komprimierung. Jeder Winter mit seinen dunklen Tagen erscheint uns aus gegenwärtiger Perspektive unendlich lang. Wenn aber der Sommer gekommen ist und wir versuchen, uns an den letzten Winter zu erinnern, ist er auf vielleicht zwei, drei Tage zusammengeschrumpft.

Das Gedächtnis ist also, schreibt Fried, ein „irrtumsgesättigtes Gebilde", von dem man keine faktizistische Korrektheit erwarten darf. Es beinhaltet keine wahren Geschichten nach dem Muster „So ist es gewesen", sondern immer nur Konstrukte. Weil das so ist, müsse man die Geschichtswissenschaft endlich mit dieser neurowissenschaftlich abgesicherten „Gedächtniskritik" konfrontieren. Dies mache den Weg frei für einen neuen kritischen Umgang mit historischen Quellen, mit Zeitzeugen etc.

Eigentlich bestätigt Fried damit lediglich schon Bekanntes, nämlich die Prinzipien seriöser Quellenkritik, die natürlich immer schon der Maxime folgt: Traue keiner einzigen Quelle.

Traue etwa keinem Bericht aus dem Mittelalter über eine Kaiserkrönung, verfasst von einem Mönch. Wenn dieser beim einsamen Schreiben im Skriptorium schlecht gestimmt war, wird er den Vorgang rückblickend in eine ebenso dunkle Stimmung tauchen und die schönen Momente marginalisieren. Wenn er bei dem Aufschreiben besonders ehrgeizig war, weil er es im Kloster weit bringen wollte, wird er versuchen, den Vorgang, bei dem er als Augenzeuge dabei sein durfte, als einzigartig und unvergleichlich darzustellen, um seine eigene Wichtigkeit herauszustreichen.

Was und wie der arme Mönch auch schreibt, es handelt sich immer um eine subjektive Verzerrung eines objektiven Geschehens. Wir erleben jede Vergangenheit immer wieder neu als unsere Gegenwart, wir interpretieren sie im Lichte unserer Erfahrungen, aktueller Interessen und emotionaler Befindlichkeiten. Das sind Binsenweisheiten, die von seriösen Historikern in keiner Weise abgestritten werden. Und es ist gut, wenn diese Weisheiten von Neurowissenschaftlern bestätigt werden. Aber deshalb muss man den Historikern nicht wie Fried gleich eine neue Reflexion über ihre Methoden ver- und vorschreiben.

Werbung mit dem Nucleus Accumbens – „Neuromarketing“

Waren Sie neulich auch wieder auf Schnäppchenjagd? Geiz ist ja neuerdings geil und die Kunst des stilvollen Sparens ist angesagt. Wahrscheinlich haben Sie sich von einem roten Rabattsymbol sofort zum Kauf von sechs Paar Socken animieren lassen und sind dann glücklich nach Hause gefahren. „Neuromarketing“-Fachleute können Ihnen sofort erklären, warum Ihr Gehirn Sie zu dem Kauf auf unbewusster Ebene überredet hat.

Doch es gibt da ein Problem: Die Disziplin des „Neuromarketing“ steckt noch in den Kinderschuhen. Sie muss sich im Moment damit bescheiden, wie „Neurogermanistik“ und „Neurotheologie“ sehr allgemeine Erkenntnisse über neurologische Funktionsmechanismen auf komplexe psychische Vorgänge zu übertragen. Sie gerät damit unversehens in die Reduktionismusfalle und bestätigt lediglich schon bekannte Konzepte. Jeder Marketingstratege kennt die Wirkung von Rabattsymbolen und setzt sie seit Jahrzehnten ein. Zwar erwartet man sich in Zukunft viele neue Forschungsergebnisse und ebenso viele Transfers in die Praxis, doch bis dahin scheint es noch ein langer Weg zu sein.

„Neuromarketing“ beschäftigt sich mit dem Konsumverhalten von Menschen, mit der Frage, warum sie bestimmte Produkte bevorzugen und andere einfach links liegen lassen. Mit diesem Wissen will man dann wirkungsvolle Werbestrategien kreieren. Die Neuromarketing-Anhänger wehren sich übrigens vehement gegen die Angst der Öffentlichkeit vor skrupellosen Wissenschaftlern, die mit ebenso skrupellosen Marketingfachleuten einen Pakt des Teufels eingehen, um letztlich den Konsumenten noch besser zu manipulieren. Das sei alles ganz falsch, behauptet die Branche, es gehe lediglich um eine objektive Analyse der Bewertungs- und Entscheidungsprozesse im Gehirn, es gehe um ein Stück Selbsterkenntnis, nicht um Ausbeutung.

Für das „Neuromarketing“, das den Paradigmenwechsel der Hirnforschung seit den Neunzigerjahren „Hin zu den Gefühlen!“ mitgemacht hat, sind Emotionen und mit ihnen das limbische System die wohl wichtigsten Forschungsbereiche. Die Experimente sind im Moment sehr einfach strukturiert und sehen zum Beispiel so aus: Der Ulmer Hirnforscher Manfred Spitzer und Susanne Erk untersuchten im Auftrag einer großen Autofirma, wie das Gehirn bei der Darbietung von Limousinen, Vans, Sport- und Kleinwagen reagiert. Und siehe da: Sportwagen aktivierten das Belohnungssystem, den Nucleus Accumbens. Bei Kleinwagen blieb dieser Bereich ganz ruhig.

Offenbar belohnt sich das Gehirn, wenn sein Ich sich eine teure Limousine zulegt. Das funktioniert paradoxerweise auch bei der Schnäppchenjagd. Zeigte man den Probanden im Scanner Produkte, die mit einem Rabattsymbol verbunden waren, wurde wieder das Belohnungszentrum im limbischen System aktiviert. Währenddessen war eine neuronale Struktur, die mit Fehler- und Verhaltenskontrolle beschäftigt ist, heruntergefahren. Rabattsymbole scheinen beim Konsumenten die kognitive Kontrolle zu blockieren. Man kauft dann nicht mehr mit Verstand.

Nein, diese Erkenntnisse sind nicht revolutionär, sie werden auch die bisher erfolgreichen Marketingkonzepte nicht völlig umkrempeln. Wenn man genau weiß, warum Herrn Meiers Gehirn nur Unterwäsche kauft, die alles andere als erotisch ist, warum Frau Müllers Neuronen immer auf die lieben Babygesichter, die für ein Produkt werben, hereinfällt, dann wird „Neuromarketing“ vielleicht ganz innovativ. Vorerst kennt man allerdings nur die Bedeutung allgemeiner emotionaler Bewertungsprozesse, die das Handeln steuern (wir sind wieder bei Gerhard Roth).

Die „Neuromarketing“-Experten haben das Gehirn auch schon fein säuberlich in Motiv- und Emotionssysteme aufgeteilt: Hier geht es um Macht, Status, Autonomie, dort um Sicherheit, Stabilität, Geborgenheit. Anhand dieser neuronalen Landkarten versucht man Konsumententypen zu beschreiben, die mit dem Kauf eines Produkts ihr jeweils dominierendes Emotionssystem befriedigen wollen. Herr Müller, dem es um Status geht, kauft lieber schnelle Wagen, Frau Meier, die Sicherheit und Geborgenheit bevorzugt, legt sich einen kleinen, aber sicheren und unauffälligen Wagen zu. Solche Typenlehren sind weder neu noch der Weisheit letzter Schluss, weil jeder Konsument ein Individuum ist, doch das erfasst man nicht mit den Experimenten im Scanner, noch nicht. Man wird sehen, ob „Neuromarketing" in Zukunft mehr als Grundlagenforschung und allgemeine Erkenntnisse wird liefern können.

Diese Defizite gelten auch für die so viel gepriesene „Neuroökonomie", auch wenn Vertreter dieser Disziplin darauf beharren, dass sie das Bild vom „homo oeconomicus" völlig verändert haben: Der rational und eigennützig vorgehende Mensch, dessen Ellenbogenmentalität in jedem von uns schlummert, ist nämlich eine Fiktion.

Wir sind alle fair – Neuroökonomie

Ja, wir sind alle fair! Da staunen Sie, zeigte uns doch die gerade erst überwundene Finanzkrise unmissverständlich, dass die Börsen dieser Welt bevölkert sind von skrupellosen Börsianern, die mit dem Geld anderer Leute gewissenlos umgehen, weil sie nur auf den eigenen Gewinn und die Gewinnmaximierung fixiert sind.

Das Bild ist grundlegend falsch. Das beweist die „Neuroökonomie". Sie unterstreicht wie „Neuromarketing" erstens wieder die Rolle der Emotionen bei Entscheidungen, die nur scheinbar mit Rationalität, mit abstrakten Zahlen, mit Umsatz und Gewinn zu tun haben; sie zeigt zweitens, dass Fairness eine große Rolle spielt. Der Mensch ist von seiner neuronalen Struktur darauf geeicht.

Der Ulmer Hirnforscher Manfred Spitzer verweist auf ein Experiment, bei dem drei Probanden mittels Computern miteinander Ball spielen durften. Zwei der Teilnehmer wurden vorher instruiert: Sie sollten ab einem bestimmten Zeitpunkt den dritten nicht mehr mitspielen lassen. Untersuchungen mit dem Scanner zeigten dann, dass bei dem ausgeschlossenen Spieler das Schmerzzentrum im Gehirn aktiviert wurde, was so viel bedeutet wie: Wer aus der Gemeinschaft ausgeschlossen wird, erlebt körperlichen Schmerz. So interpretiert das jedenfalls Manfred Spitzer.

Das Experiment gilt für viele Neurowissenschaftler und auch Evolutionsbiologen als Nachweis dafür, dass wir Menschen durch unsere neuronale Architektur festgelegt sind auf faires kooperatives Verhalten. Das hat uns aus evolutionsbiologischer Sicht schließlich Überlebensvorteile verschafft. Unsere Vorfahren konnten nur dann überleben, wenn sie sich zu kleinen Gruppen zusammenschlossen, um gemeinsam für Nahrung zu sorgen, für die Kinder, um die Gruppe gegen Feinde von außen zu schützen. Fairness ist der soziale Kitt.

Doch auch diese Position, die in den letzten Jahren in Mode gekommen ist, hat ihre Antipoden. Dazu gehört der studierte Zoologe und Bestsellerautor Richard Dawkins, der uns Menschen zu „Überlebensmaschinen" degradiert, die keine andere Funktion hätten, als sich besonders effektiv fortzupflanzen. Möglich wird dieser Prozess durch egoistische Gene, die den menschlichen Körper als Gencontainer missbrauchen.

Einer von Dawkins Bestsellern trägt denn auch den plakativen Titel: „Das egoistische Gen". Da haben Altruismus und Kooperation keine Chance. Zur Ehrenrettung der Verfechter der Kooperationsthese sei gesagt, dass Dawkins in der Scientific-Community hoch umstritten ist. Aber die Beantwortung der Frage, ob wir nun durch die Evolution auf Kooperation oder eher auf Egoismus festgelegt wurden, löst auch bei seriösen Forschern regelmäßig Kontroversen aus.

Wenn es um Fairness geht, wird auch gerne das bekannte Ultimatumspiel berücksichtigt. Dabei müssen zwei Versuchsteilnehmer eine Geldsumme untereinander aufteilen. Einer der Probanden – der Geber – erhält eine bestimmte Summe, die er nach eigenem Ermessen mit einer anderen Person – dem Nehmer – teilen kann. Dieser entscheidet dann, ob er die Aufteilung akzeptiert oder ablehnt. Akzeptiert er, gilt das Geschäft, lehnt er ab, bekommen beide nichts. Das Ergebnis: Die überwiegende Anzahl der Nehmer lehnt Angebote ab, bei denen ihr Anteil weniger als vierzig Prozent ausmacht. Ihnen geht es also um das Prinzip der Fairness, für das sie auch den noch so kleinen Gewinn fahren lassen.

Alan Sanfey von der Princeton University und Kollegen führten 2003 das Spiel durch und verfolgten gleichzeitig die Hirnaktivitäten ihrer Probanden mittels funktioneller Magnetresonanztomografie. Bei sehr unfairen Angeboten befanden sich drei Regionen im Gehirn im Wettstreit miteinander, die für Emotionen und deren Regulation zuständig sind. Die Wissenschaftler interpretierten das Ergebnis so: Die Aktivierung der drei Bereiche zeige, dass sich das Gehirn in einem emotionalen Konflikt befinde. Es versuche letztlich, die negativen Gefühle zu überwinden und das unfaire Angebot anzunehmen.

Ein anderes Forscherteam der Universität Zürich konnte drei Jahre später mittels bestimmter Stimulationen zeigen, dass Spieler unfaire Angebote nur dann annehmen, wenn bei ihnen der rechte dorsolaterale präfrontale Kortex blockiert war. Das rechtsseitige Hirnareal unterdrückt egoistische Signale und leitet den Spieler zum fairen Verhalten an – so die Vermutung der Wissenschaftler.

In einem weiteren Experiment zeigte sich bei Probanden, die ihrem Geschäftspartner vertrauen, eine Aktivierung im medialen präfrontalen Kortex. Diese Region wird mit der Fähigkeit in Verbindung gebracht, sich in andere Menschen hineinzuversetzen, mit ihnen zu kooperieren. Eine entscheidende

Rolle spielt dabei eine Struktur im limbischen System, die die Ausschüttung der Hormone Vasopressin und Oxytozin regelt. Eine kleine Menge Oxytozin, verabreicht mittels Nasenspray, reicht schon aus, um aus einem misstrauischen Mitspieler einen Partner mit erhöhter Vertrauensbereitschaft zu machen (alle Experimente sind in „Gehirn & Geist“ 1–2/2009 ausführlich beschrieben).

Ich könnte so weitermachen und ein Experiment nach dem anderen beschreiben. Die meisten sind eher simpel gestrickt und lassen sich wohl kaum auf die Erfahrungswirklichkeit an der Börse oder im Immobilienbüro übertragen. Einige selbstbewusste Hirnforscher und ebenso selbstbewusste Fachjournalisten schreiben dennoch gerne von Revolutionen und Umwälzungen, von einer endlich wissenschaftlich untermauerten neuen Sicht auf den Homo oeconomicus, der durch und durch emotional agiere und zudem noch äußerst fair sei.

Wenn man sich die abendländische Geistesgeschichte ansieht, ist das keine brandneue Erkenntnis. Die Philosophie pendelte immer munter zwischen zwei Konzepten hin und her, mal tendierte sie zu dem einen, mal zum anderen: Ich fühle, also bin ich und: Ich denke, also bin ich. Die Hirnforschung sympathisiert eindeutig mit dem Fühlen, was die Intuitionsforschung schon lange tut. Man lese etwa das Buch vom Psychologen Gerd Gigerenzer „Bauchentscheidungen“, der – man staune! – ganz ohne Hirnforschung wunderbar die Mechanismen des Bauchgefühls erläutert.

Genau darum geht es ja auch zum Teil bei der „Neuroökonomie“: Die meisten scheinbar rationalen Entscheidungen, werden sie nun an der Börse, im Supermarkt oder in der Chefetage eines Unternehmens gefällt, basieren auf dem unbewusst agierenden limbischen System. Die Macht der Intuition ist derjenigen der Ratio weit überlegen, das Bauchgefühl „weiß“ schon im Vorhinein, wie wir uns zu entscheiden haben. Neu ist das nicht!

Wenn es ums schulische Lernen geht, haben alle etwas zu sagen: Eltern, Kinder, Lehrer, Erziehungswissenschaftler, Didaktiker, Arbeitgeberverbände, Unternehmerverbände, die IG-Metall, Politiker aller Parteien, Psychologen und auch Hirnforscher. Letztere scheinen für sich etwas gepachtet zu haben, was sie den anderen abstreiten: Objektivität, naturwissenschaftliche Exaktheit, Resistenz gegenüber Weltanschauungen und Spekulationen.

Hirnforscher betätigen sich am liebsten auf dem Feld der Lehr- und Lernforschung, dort können sie ganz nach ihrem Geschmack Neues in Hülle und Fülle säen und ernten. Gesät werden angeblich neue Lehr- und Lernkonzepte, geerntet werden sollen intelligentere Kinder, die in der Schule erfolgreicher sind, und natürlich Lehrer, die gehirngerechter den Stoff vermitteln. Die neue Disziplin heißt „Neurodidaktik". Was die Hirnforscher zum Prozess des Lernens zu sagen haben, kann man mit folgenden Punkten zusammenfassen:

- Lernen ist vor allem ein emotionaler Vorgang. Inhalte, die im positiven emotionalen Kontext gelernt wurden, werden besser behalten.
- Lernen ist kein passives Aufnehmen von Fakten, sondern aktives Herstellen von Zusammenhängen und Bedeutungen.
- Lernen mit allen Sinnen entspricht der Arbeit des Gehirns, das fortwährend verschiedene neuronale Bereiche synchronisiert.
- Lernen sollte nicht in reizarmen Umwelten stattfinden.
- Da das Gehirn eine „Regelextraktionsmaschine" (Spitzer) ist, die ihre Regeln anhand von konkreten anschaulichen Beispielen selbst bildet, sollte es im Unterricht nicht ums stumpfsinnige Auswendiglernen allgemeiner Regelsätze gehen, sondern um Präsentation von Beispielen, anhand derer das Gehirn effizient seine Arbeit erledigt. Wichtig dabei ist das vertiefende Üben des Gelernten.

- Lernen hat mit Motivation zu tun.
- Es gibt sensible Lernphasen: Was Hänschen nicht lernt, lernt Hans nimmermehr. Ansonsten lernt Hans sein Leben lang, wenn er genügend motiviert wird.
- Ein handlungsorientierter Unterricht, der auf der Eigenaktivität des Schülers beruht, ist am besten.
- Die Schule ist keine Belehrungsanstalt.

Pädagogen und Erziehungswissenschaftler weisen nun beharrlich darauf hin, dass diese Maximen längst zum Standardrepertoire des Lernens und Lehrens gehören, vor allem zur guten alten Reformpädagogik, die manchmal so klingt, als hätte sie ein Hirnforscher entworfen.

Lesen wir kurz beim Philosophen und Pädagogen Comenius, was dieser 1658 forderte:

„Die Menschen müssen so viel wie möglich ihre Weisheit nicht aus Büchern schöpfen, sondern aus Himmel und Erde, aus Eichen und Buchen, sie müssen die Dinge selbst kennen und erforschen und nicht nur fremde Beobachtungen und Zeugnisse darüber ... alles soll wo immer möglich den Sinnen vorgeführt werden ... so haftet das alles fest in meinem Gedächtnis und kann mir nicht wieder entfallen."

Und Heinrich Pestalozzi wehrte sich im 18. Jahrhundert vehement gegen die Belehrungsschule, gegen das autoritäre „Antreiben" der Kinder, denn Lernen erfolge nur von „Angesicht zu Angesicht, von Herz zu Herz". Das klingt so, als hätte der Pädagoge auf wundersame Weise lange vor der Magnetresonanztomografie mit den Spiegelneuronen Bekanntschaft gemacht.

Die Reihe solcher Belege aus der Geistesgeschichte ließe sich fortsetzen. Josef Kraus, Leiter eines Gymnasiums und Präsident des Deutschen Lehrerverbandes, hält deshalb den unbescheidenen Gestus mancher Hirnforscher, die versprechen, mit der „Neurodidaktik" werde alles neu, für überzogen. Es handele sich immer nur um wissenschaftliche Bestätigung schon längst erprobter pädagogischer Konzepte, die Hirnforschung könne nicht mehr leisten, im Moment jedenfalls nicht.

Immerhin präferiert die „Neurodidaktik“ neben der reformpädagogischen Richtung einen weiteren Ansatz, der erst in den letzten Jahren an Bedeutsamkeit gewonnen hat: den Konstruktivismus. Das Gehirn bildet nicht einfach die Wirklichkeit ab, es konstruiert sie. Hirnforscher wie Wolf Singer untermauern diese These gerne mit dem Verweis auf die Tatsache, dass die meisten unserer Neuronen nicht Informationen verarbeiten, die als Input von außen kommen, also vermittelt werden durch den Seh- oder Tastsinn. Über neunzig Prozent der Nervenzellen im Kopf beschäftigen sich mit internen Prozessen. Das Gehirn spricht den lieben langen Tag über am liebsten mit sich selbst!

Nach dieser Lesart befindet sich unser Ich in derselben Rolle wie ein Pilot bei einem Blindflug. Es sieht da draußen fast nichts, ein paar Blitze, ein Wetterleuchten, eine schwarze Wolke, alle anderen Informationen liefert ihm der Bordcomputer, sein Gehirn. Er ist größtenteils mit der Verarbeitung interner Prozessen beschäftigt, um die Informationen von außen in eine sinnvolle Struktur zu transformieren, in eine mathematische Konstruktion der Wirklichkeit, nach der sich das Ich dann richtet.

Gerhard Roth und Wolf Singer sind Konstruktivisten. Für sie ist klar, dass Informationen nicht einfach in das Gehirn der Schüler geschleust werden müssen, nach dem Prinzip des Nürnberger Trichters, sondern jede Information und jede Bedeutung wird „vom Gehirn des Lernenden konstruiert“. Dies geschieht durch komplizierte Vorgänge, bei denen das Gehirn aus dem Vorwissen und aus emotionalen vorbewussten Elementen die zu erschließende neue Information bearbeitet und mit Bedeutung versieht.

Allerdings ist auch diese Theorie in pädagogisch-didaktischer Hinsicht keine Neuigkeit. Schon lange setzt eine Richtung der Lehr- und Lernforschung auf den Konstruktivismus: Lernen gilt als Erarbeiten, Entdecken und Problemlösen, sagt die Psychologin Maria Spychiger. Sie beschreibt damit das Mantra des Konstruktivismus. Der Schüler wird als kreatives autonomes Subjekt gesehen, das nicht nur passiv Lernstoff aufnimmt, sondern aktiv und selbststeuernd Wissen hervorbringt, eben konstruiert. Kinder als Selbstlerner und Wissenskonstrukteure erschließen sich die Welt durch Fehler und Irrtum, durch Ausprobieren und Experimentieren, was der Funktionsweise des Gehirns entgegenzukommen scheint.

Eine andere Fraktion von Hirnforschern huldigt den Spiegelneuronen, die für das Einfühlungsvermögen zuständig sind, und wirft der Gesellschaft, besonders dem Bildungsbereich, vor, dieses Neuronen-Ensemble nicht genügend zu berücksichtigen.

Zu dieser dritten Fraktion gehört Joachim Bauer, Internist, Psychiater, Facharzt für Psychotherapeutische Medizin in Freiburg. Er zieht aus der Funktion und Arbeitsweise dieser wundersamen Neuronen weitreichende Schlüsse für das schulische Lernen. „Zu beobachten, wie ein anderer sich ein Problem vom Hals schafft, eine Apparatur bedient oder emotional mit einer brisanten Aufgabe umgeht, kann ein entscheidender Beitrag für meine eigene Kompetenz sein, wenn ich selbst die gleiche oder eine ähnliche Aufgabe zu bewältigen habe."

Die Spiegelneuronen ermöglichen nach Bauer das „Lernen am Modell", natürlich am menschlichen Modell: Es dürften in der Schule nicht die Umsetzung abstrakter Bildungsstandards im Mittelpunkt stehen, nicht die pure Stoffvermittlung, das Pauken von Wissen, sondern die soziale Resonanz zwischen Lehrer und Schüler. Jener aktiviere durch seine Vorbildfunktion, durch exemplarisches „Zeigen und Vormachen", durch liebevolle empathische Zuwendung die Spiegelneuronen der Schüler, wodurch diese wiederum dazu animiert werden, das Gezeigte auf empathische Weise nachzuvollziehen.

Bauer präferiert damit ein sehr altes pädagogisches Konzept, das der Psychologe Albert Bandura schon in den Sechzigerjahren des vorigen Jahrhunderts eingeführt hatte. Es heißt „Lernen am Modell“ und wird realisiert durch Imitationslernen, Nachahmungslernen, Vorbildlernen und Beobachtungslernen. Bandura schwebt ein Lernprozess vor, bei dem Kinder als Folge der Beobachtung des Verhaltens anderer, hier des Lehrers, sich neue Verhaltensmuster aneignen können. Also: Auch Bauer vermag mittels Neurowissenschaft nur ein schon längst formuliertes und bewährtes pädagogisches Konzept zu bestätigen.

Die eben erwähnte Kritik von Josef Kraus an der „Neurodidaktik“ gilt ebenso für die „Neuroökonomie“, die „Neurogermanistik“, das „Neuromarketing“. Selbst die bisherigen Forschungsansätze zur „Neurotheologie“ lösen – wie im vorigen Kapitel angedeutet – auf keinen Fall die philosophische Frage, ob es einen Gott oder ein Leben nach dem Tod gibt. Sie zeigen nur mit recht simplen Experimenten, auf welchen messbaren neuronalen Korrelaten religiöse Gefühle und Erfahrungen basieren und ermuntern keineswegs zum neuen Atheismus völlig desillusionierter Bioautomaten. Noch kein Hirnforscher hat bislang eine Seele „sehen“ können.

Computerspiele sind schädlich! Neurowissenschaften und Medienkonsum

Einer meiner Söhne, Julian, ist zwölf Jahre alt und hat einen eigenen Computer. Meine Frau und ich haben ein strenges Zeitlimit gesetzt: während der Schulzeit höchstens eine Stunde, egal, ob gespielt oder gechattet wird. Julian ist ein begeisterter Chatter und ein begeisterter Konsument von Computerspielen, die voller Abenteuer und lustiger Rätsel sind.

Er kennt fast alle Szenen seiner Favoriten auswendig, samt dazugehöriger Rätsel. Gewalthaltige Spiele sind bei uns verboten. Dennoch machen meine Frau und ich uns fast täglich Sorgen. Zusammen mit anderen ebenfalls verunsicherten Eltern stellen wir immer dieselben Fragen: Wirkt sich der Konsum schädigend auf das Gehirn aus, lassen die Lernleistungen nach? Wer hier Hilfe bei der Neurowissenschaft sucht, wird enttäuscht.

Es geht reduktionistisch zu, wenn neurowissenschaftliche Befunde und Theorien auf den Medienkonsum übertragen werden, um daraus Imperative für eine zukünftige neurowissenschaftlich gestützte Medienkritik und vielleicht sogar Medientheorie abzuleiten.

Zumeist kaprizieren sich die Forscher auf Extrembeispiele und zeigen, was passiert, wenn schon kleine Kinder in den Phasen, in denen sich ihre neurologischen Areale für das Hören, Tasten, Bewegen entwickeln und synchronisieren müssen, exzessiv fernsehen, was passiert, wenn sie gewalthaltige Filme oder ebenso aggressive Computerspiele konsumieren.

Gleichzeitig räumen sie ein, dass es noch viel zu wenig Daten und Experimente zum Medienkonsum von Kindern und seinen Wirkungen gäbe. Dennoch sind viele Hirnforscher alarmiert: Das Gehirn sei schließlich ein plastisches Organ, seine neuronale Architektur werde durch jede Erfahrung, auch durch jede neue Kulturtechnik, umgebaut. Das könne man an mindestens drei Bereichen sehen: Menschen, die viel mit dem Computer spielen, weisen eine starke visuelle Dominanz auf, sind also äußerst schnell beim Erkennen von Bildern. Hinzu komme, dass bei Computerfreaks eine Hirnregion, die den Daumen steuere, besonders stark ausgeprägt sei, was wohl eine Folge der Benutzung des Joysticks sei. Außerdem wirke sich intensiver Konsum von Computerspielen nachteilig auf die neuronalen Repräsentationen des Körpers im Gehirn aus. Menschen, die sich nächtelang in digitale Abenteuerwelten versenkten, spürten ihren eigenen Körper nicht mehr. Die neuronalen Regionen würden verkümmern, diese Menschen könnten keinen Hunger und Durst mehr empfinden.

Das „könnte“ sich nun alles in Experimenten bestätigen, aber die Hirnforschung ist längst noch nicht so weit. Trotzdem heben Forscher wie Gerald Hüther oder Manfred Spitzer, ausgehend von der Theorie der Plastizität, warnend den Zeigefinger. Und der gesunde Menschenverstand gibt ihnen teilweise Recht: Natürlich ist es fahrlässig, kleine Kinder vor den Fernseher oder PC zu setzen, anstatt sie draußen mit einer „normalen“ Erfahrungswirklichkeit zu konfrontieren, die ihre Sinne optimiert. Aber: Die neurowissenschaftlichen Argumentationsmuster haben zwei Schwachstellen. Die Plastizitätstheorie widerspricht der Konstruktionstheorie eines Roth oder Singer. Diese behaupten ja, das Gehirn sei hauptsächlich mit sich selbst beschäftigt, es erzeuge aus sich selbst heraus Sinn und Bedeutung. Wie soll es sich dann aber von einer relativ neuen Kulturtechnik so stark formen lassen? Konstruktivisten und Plastizitätstheoretiker haben anscheinend noch keinen gemeinsamen Nenner gefunden.

Zweitens: Forscher wie Hüther reflektieren immer wieder über exzessiven Medienkonsum, der wohl kaum die Regel in deutschen Kinder- und Jugendzimmern sein dürfte. Es sei denn, wir interpretieren Medienberichte über völlig ausgemergelte übernächtigte Jugendliche, die siebzig Stunden lang eine Lanparty veranstalten, als den Normalfall. Die Neurowissenschaftler können nur wenig darüber sagen, wie ein gemäßigter Medienkonsum von intelligenten Computerspielen auf das Gehirn jedes einzelnen Nutzers nun tatsächlich wirkt. Und genau darauf kommt es an, auf die Individualität: Der zwölfjährige Hans, der ein sensibler, in sich gekehrter Junge ist, der vom Elternhaus wenig Anerkennung erfährt, wird mit Abenteuerspielen ganz anders umgehen als die dreizehnjährige Luisa, die viele Freunde und Hobbys hat, aber auch gerne viel Zeit am Computer verbringt.

Gary Small ist Neurowissenschaftler an der University of California und beschäftigt sich ebenfalls mit diesem Thema. Er unterstreicht die Plastizitätstheorie und meint ähnlich wie

Hüther, dass sich die neuronalen Schaltkreise schon verändern könnten, wobei er lediglich auf sehr allgemeine Beispiele verweist, die weder den zeitlichen Faktor – wie lange wird am Tag gespielt – noch die Qualität von Computerspielen und die individuellen Fähigkeiten und Vorlieben der Nutzer berücksichtigen.

Durch das Spielen mit dem Computer könnten vor allem soziale Fähigkeiten in den Hintergrund treten, mutmaßt Small, Empathie zum Beispiel, das Vermögen, den Gesichtsausdruck eines Menschen richtig zu interpretieren. Er verweist auf Experimente, die gezeigt haben, dass Heranwachsende zu Beginn der Adoleszenz Schwierigkeiten haben, die Gefühle eines anderen Menschen richtig einzuschätzen. Dies liegt an den noch nicht ausgereiften Frontallappen. Sind diese voll entwickelt – das ist nach der Teenagerphase der Fall –, verbessert sich das Urteilsvermögen, die jungen Menschen können nun auf die Gefühle der Mitmenschen Rücksicht nehmen und Situationen realistisch einschätzen. Computerspiele könnten, so Small, diese Entwicklung hemmen, was die soziale Kompetenz erheblich beeinträchtige. Das führe zu einem Rückfall der Jugendlichen auf ein infantiles Niveau. Das „könnte" alles so sein, weitere differenzierte Experimente stehen aber noch aus.

Manfred Spitzer ist bekennender Fernsehhasser. Er hält es für den modernen Sündenfall, etikettiert es als Umweltverschmutzung, wobei er sich dabei auch auf eher aggressive Inhalte und exzessiven Konsum beruft. Er meint wie sein Kollege Hüther, dass jede Erfahrung – egal ob positiv oder negativ – ihre synaptischen Spuren im Gehirn der Kleinen hinterlasse. Würde ein Kind besonders aggressive Filme sehen, aktiviere das sein Angstgedächtnis im Gehirn (siehe seine Amygdala-Geschichte bezüglich der Osterinsel im nächsten Kapitel), was sich sehr negativ auf Gedächtnis- und damit Lernleistungen auswirke.

Gerne wird dann auch auf geigenspielende Kinder verwiesen, die das schlechte Gewissen des Bildungsbürgers beruhigen, haben sie doch im Gehirn mehr Platz für Neuronen, die

die Finger der linken Hand steuern. Womit die unterschwellige Botschaft verknüpft ist, dass diese musizierenden Kinder auch irgendwie intelligenter seien als ihre computerspielenden Freunde. Allerdings gibt es dafür keine Belege.

Das „Zerren am Joystick" bringe jedenfalls, so Manfred Spitzer, überhaupt nichts, da sei keine Empathie, keine Emotion, keine Aufmerksamkeit mit im Spiel. Und: „Wenn das Gehirn (...) immer lernt, dann lernt es auch im Kino und vor dem Fernseher bzw. dem Computerbildschirm." Nur, was da genau gelernt wird, was das Kind beim Konsumieren von „Flipper", „Tatort" oder einer tumben Soap lernt, beim Spielen mit digitalen Geschicklichkeits- oder aggressiven Ego-Shooter-Spielen, das ist neurowissenschaftlich überhaupt nicht geklärt. Dennoch wird die Parole ausgegeben: Fernsehen und Computer machen dumm, dick, ängstlich und traurig.

Ich wünsche mir als Kontrapunkt eine neurowissenschaftlich fundierte Forschung, die die digitalen Medien – allen voran die Computerspiele – nicht pauschal dämonisiert, sondern auch den anderen Weg einschlägt und auf die positiven produktiven Wirkungen eingeht. Laut einer Studie, die die Buchautoren Aamodt und Wang zitieren, können Collegestudenten, die regelmäßig Actionspiele spielen, in einem sehr kurzen visuellen Reiz fünfzig Prozent mehr Objekte zählen als ihre Kommilitonen, die nicht spielen. Die Spieler verarbeiteten Informationen schneller, konnten mehr Objekten gleichzeitig folgen, waren also multitaskingfähiger. Einer anderen Gruppe von nicht geübten Spielern gelang es, nach zehn Tagen, an denen sie eine Stunde pro Tag spielten, ihre visuellen Fähigkeiten deutlich zu verbessern.

Nein, ich bin kein gewissenloser Vater, der seinem Kind wegen solcher Studien das exzessive Spielen mit dem Computer erlaubt. Aber ich bin mir sicher, dass ein von verantwortungsvollen Eltern kontrollierter Konsum durchaus positive Wirkungen hat. Kinder leben nun mal in einer digitalisierten Welt. Ich habe lange Zeit benötigt, um multitasking-fähig zu werden. Heute rufe ich in meinem Büro täglich hunderte von Mails ab, versende vielleicht pro Tag dreißig, schreibe Texte, höre Beiträge, telefoniere. Das alles erschlägt und verdummt mich nicht, es gehört zum heutigen Arbeiten und Leben dazu. Warum soll ich mir von Hirnforschern, die offenkundig den kulturellen Paradigmenwechsel hin zur digitalen Kultur nicht mitmachen können oder wollen, einreden lassen, das alles treibe mein Gehirn ins neuronale Chaos?

Die Neuro-Regatta oder: Warum „Neuro“ nicht alles neu macht!

Dass das Präfix „Neuro“ oftmals nicht das hält, was es verspricht, liegt nicht nur an Forschern, die medial auftrumpfen wollen und daher lauter Perspektivwechsel verkünden. Die gibt es auch, aber sie sind eindeutig in der Minderheit. Es liegt vor allem an der im vorigen Kapitel erläuterten Tradition des Reduktionismus und an der inneren Logik der Hirnforschung.

Der Verhaltenswissenschaftler Ralph Schumacher, der an der ETH Zürich arbeitet, präsentiert in diesem Zusammenhang eine überzeugende, weil logisch sofort einsichtige These. Sie bezieht sich explizit auf die „Neurodidaktik“, skizziert aber ein prinzipielles Problem, das genau dann entsteht, wenn man Erkenntnisse der Hirnforschung auch auf andere kulturell geprägte Bereiche überträgt.

Neurophysiologische Begriffe seien rein „deskriptiver Natur“, eigneten sich deshalb grundsätzlich nicht dazu, die normativen Aspekte des Lernens darzustellen. Das Vokabular zur Formulierung der Anforderungen und Lernziele sei nicht auf solche Begriffe reduzierbar, weil es sich dabei um kulturelle Faktoren handle, die „außerhalb des Gehirns“ lägen. Lernziele und Anforderungen seien immer normativ geprägt, sie bezögen sich auf ein kulturell geprägtes Sollen. Man hat es also mit zwei völlig unterschiedlichen Beschreibungs- und Erklärungsebenen zu tun, mit der biologischen und der kulturellen. Man stelle sich also einen Lehrer vor, der das Lernziel formuliert: Bruchrechnen zwecks Synapsenstärkung oder: Literaturlesen zwecks Einübung der Spiegelneuronen. Das hätte ja schon Loriot'sche Qualitäten, die aus der Vermischung dieser Ebenen und der Unterbestimmtheit neurophysiologischer Erkenntnisse resultieren.

Schumacher macht das anhand eines anschaulichen Vergleichs deutlich:

Angenommen, Sie nehmen an einer Regatta teil, was müssen Sie wissen, um Erfolg zu haben? Erstens müssen Sie die physikalischen Eigenschaften des Bootes kennen, Segelfläche, Gewicht des Bootes, seinen Tiefgang. Zweitens müssen Sie die Verkehrsregeln für das Segeln im Allgemeinen und für eine Regatta im Besonderen kennen sowie Kenntnisse über erfolgreiches Segeln mitbringen. Und natürlich müssen Sie – drittens – wissen, über welche Absichten und Kenntnisse die Konkurrenten verfügen.

Bei Punkt zwei und drei handelt es sich um Wissen, das sich nicht auf Kenntnisse physikalischer Eigenschaften reduzieren lasse, dieses Wissen beziehe sich auf kulturelle Eigenschaften, die außerhalb der Physik des Segelbootes lägen. Schumacher kommt zum Schluss: Neurophysiologische Beschreibungen seien „aus prinzipiellen Gründen zu unterbestimmt".

Wenn man sich – um beim griffigen Regatta-Bild zu bleiben – nur um die Physik seines Bootes kümmert, so wie der Hirnforscher in erster Linie physikalisch-chemische Vorgänge im Gehirn analysiert, kommt man nicht aus dem Gebiet des Seins ins normative Gebiet des Sollens; man wird dann nicht erklären und begründen können, warum Kinder etwas Bestimmtes lernen sollen, um welche konkreten Inhalte, Ziele, Regeln, Kulturtechniken es dabei gehen soll. Darüber geben ja die Neuronen keine Auskunft. Ihnen sind keine kulturell geprägten Lernziele eingeschrieben, sie sind „unterbestimmt".

Die Hirnforschung hat also – und das zeigt sich gerade bei der „Neurodidaktik" – ihre Grenzen. Die Kognitionspsychologin Elsbeth Stern, die ebenfalls an der ETH Zürich arbeitet, warnt deshalb davor, die allgemeinen Erkenntnisse der „Neurodidaktik" vorschnell und unkritisch in die konkrete Unterrichtsgestaltung einfließen zu lassen. Sie seien viel zu allgemein und öffneten damit der Willkür der Interpreten Tür und Tor. Allgemein heißt – im Sinne Schumachers – „unterbestimmt".

Und wenn der Ulmer Hirnforscher Manfred Spitzer Lernen so beschreibt: „Lernen bedeutet Modifikation synaptischer Übertragungsstärke. Solche Modifikation findet nur an Synapsen statt, die aktiv sind", dann zeigt sich daran die Unterbestimmtheit neurowissenschaftlicher Aussagen in ihrer ganzen Kargheit, mit der man wohl kaum auch nur eine Unterrichtsstunde sinnvoll gestalten kann.

Wo immer es also um eine fortschreitende Zerebralisierung des Diskurses in einer geisteswissenschaftlichen, pädagogischen, psychologischen, ökonomischen und erziehungswissenschaftlichen Disziplin geht, ist Skepsis mehr als angebracht. Der proklamierte Erkenntnisgewinn bleibt oftmals aus. Als Germanist, Pädagoge, Werbestratege, Manager, Börsianer, Spekulant oder Theologe werden Sie mit dem „Neuro" wohl kaum eine Regatta gewinnen können.

5. Hirnforscher als Visionäre und Gesellschaftskritiker

„Vielleicht, so meine Hoffnung, könnte dies der Anstoß zur Entwicklung einer neuen Kultur der Demut sein."
Wolf Singer

Wir alle haben Visionen. Wenn wir Männer ein schnelles, elegantes Auto sehen, denken wir kurz darüber nach, wie es wäre, wenn wir das Statussymbol, das für Macht und Reichtum steht, besitzen würden. Und schon versetzt uns unser Gehirn in eine schöne, bessere Zukunft, in der wir mit diesem Auto glücklich sind. Visionen leben von der Sehnsucht nach dem ganz anderen Leben, der ganz anderen Gesellschaft. Und da unser Gehirn immer auch Zukunft antizipiert, um uns auf Neues und Unerwartetes vorzubereiten, gehen Visionen auch auf neuronaler Ebene völlig in Ordnung. Kaum verwunderlich also, dass auch Hirnforscher Visionen mit sich herumtragen, wobei sie nicht immer gleich kenntlich machen, was nun Vision und was Realität ist. Außerdem verfolgen sie mit ihren Visionen bestimmte Zwecke und Strategien.

Strategien in der Mediengesellschaft

Wenn es um einen Dialog mit der Öffentlichkeit geht, greift die Hirnforschung auf zwei Strategien zurück:
1. Sie überträgt neue Erkenntnisse über Struktur und Funktion des Gehirns auf alle möglichen gesellschaftlichen Bereiche.
2. Sie tut dies, um zu zeigen, dass man mit dem objektiven unvoreingenommenen Blick des Naturwissenschaftlers wir-

kungsvoll falsche Tendenzen in diesen Bereichen kritisieren kann, um letztlich neue Visionen formulieren zu können: Visionen einer besseren Gesellschaft.

Diese beiden Strategien laufen auf das Ziel hinaus, die universelle Bedeutsamkeit und Anwendbarkeit neurowissenschaftlicher Theorien und Ergebnisse der Experimente herauszustreichen. Denn das dürfte den Laien ja am meisten interessieren: Wie weit kommt man mit der Hirnforschung? Ist sie zukunftstauglich, hilft sie bei der Formulierung neuer gesellschaftlicher Ziele, bei der Bewältigung wichtiger sozialer Missstände?

Das Problem bei diesen Strategien ist nur, dass sie affirmativ sind. Es soll ja damit für die Disziplin geworben werden. Darüber hinaus kollidieren sie immer wieder mit der behaupteten naturwissenschaftlichen Objektivität. Um das oben genannte Ziel zu erreichen, projizieren Hirnforscher oft genug ihre Wünsche, ihre Kritik an bestehenden gesellschaftlichen Verhältnissen und ihre Visionen bezüglich einer neuen Gesellschaft ins Gehirn, um sie dann als visionäre Modelle von universeller Gültigkeit zu bewerben nach dem Motto: Das liegt ja in der Natur des Gehirns! Sie lassen sich dabei stark von kulturellen oder sozialen Moden leiten, was menschlich, aber ebenfalls mit der Objektivität nicht in Einklang zu bringen ist.

Die Monarchie und Republik im Gehirn

Paul Flechsig, Theodor Meynert, Cécile und Oskar Vogt waren Hirnforscher, die aufgrund ihrer Analysen Ende des 19. Jahrhunderts Vorstellungen von der Struktur des Gehirns auf die Politik übertrugen und dabei ohne Scheu vor Überinterpretationen und vor ganz und gar nicht wissenschaftlichen Visionen mal für, mal gegen die Monarchie votierten.

Flechsig war Anhänger der Monarchie. Für ihn spiegelte sich diese hierarchische Struktur mit einem Kaiser an der

Spitze ganz eindeutig in der neuronalen Architektur wider. Das lenkende Assoziationszentrum im Gehirn, das symbolisierte den Kaiser. Darunter ist ein mittleres Assoziationszentrum angesiedelt, das dem Kaiser mit wichtigen Informationen bei wichtigen Entscheidungen zur Seite steht. Darunter wiederum kommt ein koordinierendes und ausführendes Zentrum. Das sind im Staat die Minister und Beamten.

Meynert und die Vogts hingegen nahmen Partei für die republikanische Idee, infolgedessen war das Hirn für sie antihierarchisch aufgebaut. Das Parlament bildet für sie der gesamte Kortex ab, der aus tieferen Regionen mit Sinneseindrücken versorgt wird, die durch eine assoziative neuronale Struktur vielfältig miteinander verknüpft sind. Diese tieferen Areale können demnach ihre „Anliegen" von unten einbringen, worüber im Kortex dann „debattiert" werden muss. Das Ergebnis ist eine Handlung, eine Bewegung oder ein Denkvorgang, der unter Beteiligung aller Akteure zustande kommen kann. Es gibt in diesem republikanischen Gehirnmodell kein Zentrum und keine starre Hierarchie. Die tiefer gelegenen Gehirnteile sind alles andere als passive Befehlsempfänger, der Kortex alles andere als ein autokratischer Herrscher.

Abenteuerreise Hirnforschung

Peter Düweke beschreibt in seiner Geschichte der Hirnforschung diese und andere gesellschaftskritischen und visionären Implikationen. Er macht deutlich: Wie kaum eine andere naturwissenschaftliche Disziplin produzierte die Hirnforschung ohne Unterlass Utopien, Kritik, Visionen, Phantasiegemälde, die sie entweder ins Gehirn oder aus demselben heraus auf die Gesellschaft projizierte. Die Hirnforscher stilisierten sich dabei zu privilegierten Abenteurern, die eine Reise zum unerforschten Kontinent antraten. Wer sich mit dem edelsten Organ beschäftigte, hatte die Lizenz zum Außergewöhnlichen.

Die Geschichte der Hirnforschung ist eine des Aufstiegs: Der Forschungsballon stieg in immer neue Schichten auf, in denen die Luft dünner und die visionäre Kraft stärker wurde. In den Laboren wurden unzählige Gehirne fein säuberlich zerteilt, vermessen, gewogen, es wurde mikroskopiert und analysiert, man machte neue Entdeckungen, kam in Siebenmeilenstiefeln voran und hatte neue Perspektiven im Gepäck. Am Gehirn und seiner Struktur lasen die Hirnforscher Imperative für Kultur und Politik ab. Mal bestätigten sie das schon Bestehende, mal machten sie sich auf in eine neue Zukunft. Die Tendenz reicht bis in unsere unmittelbare Gegenwart hinein.

Ende des 19. Jahrhunderts sah die Hirnforschung in der asymmetrischen Struktur des Gehirns, die sich in der Aufteilung in eine linke und rechte Hemisphäre auch anatomisch manifestiert, einen eindeutigen wissenschaftlichen Beweis für das polare Weltbild der Romantiker; die Poetologie eines Novalis, der auf der Suche nach der Blauen Blume war und meinte, alles Leben, zumal das geistige, spiele sich zwischen Polaritäten ab, zwischen Poesie und Wissenschaft, Kreativität und Rationalität, Begeisterung und Besonnenheit, wurde so neurowissenschaftlich untermauert.

Wenig später interpretierte man die linke Gehirnhälfte als die wohlerzogene, intelligente, eigentlich menschliche, während die rechte gleichgesetzt wurde mit Emotionalität, Dumpfheit, Archaik. Dieser neurowissenschaftliche Ansatz rückte eine Zeit lang in den Fokus des öffentlichen Interesses, was politische und soziale Gründe hatte. Angesichts der zunehmenden Industrialisierung Mitte und Ende des 19. Jahrhunderts verzeichneten viele urbane Zentren zur damaligen Zeit eine dramatische Zunahme von Missständen wie Alkoholismus, Verbrechen, Selbstmord. Die Öffentlichkeit war verunsichert und suchte nach Erklärungsmodellen. Die Hirnforschung lieferte eines, indem sie soziale Strukturen auf die Asymmetrie des Gehirns projizierte. Die rechte Gehirnhälfte galt als Sitz der ungezügelten, dumpfen, zerstörerischen Triebe und Emotionen.

Das Ganze ging aber auch in die entgegengesetzte Richtung. Ausgehend von den berühmten Split-Brain-Experimenten des Neurobiologen Roger Sperry in der zweiten Hälfte des zwanzigsten Jahrhunderts, wurde die rechte Seite plötzlich als die kreative, träumerische, intuitive rehabilitiert und nobilitiert. Es ist kein Zufall, erläutert Düweke, dass dieses Modell in dem historischen Moment in Umlauf kam, als in den Sechziger- und Siebzigerjahren Technik und Wissenschaft kritisch hinterfragt wurden. Da konnte man mit der rechten Gehirnhälfte sehr gut und glaubwürdig die Kreativität gegen die Rationalität ausspielen.

Sperry ging sogar so weit zu behaupten, das Bildungssystem benachteilige die rechte Seite, deshalb müsse es schnellstens reformiert werden. Damit ist der Bogen gespannt zur heutigen Situation, in der diese Vision einen Teil der aktuellen Ratgeberliteratur prägt. Und wenn heute der Ulmer Hirnforscher Manfred Spitzer aufgrund seiner Experimente und Konzepte das Bildungssystem attackiert, um seinen Vorstellungen einer gehirngerechten Schule Nachdruck zu verleihen, aktualisiert er eine allzu bekannte Strategie der Hirnforschung: die Übertragung im Experiment gewonnener Erkenntnisse auf gesellschaftliche Verhältnisse.

Stellen Sie sich vor, ein Mediziner würde aus seinen Forschungen über Funktion und Aufbau der Leber bestimmte Visionen oder Ratschläge für ein besseres Leben ableiten. Sie würden ihm eine Grenzüberschreitung vorwerfen. Nicht nur, weil er ein Organ pars pro toto für den gesamten Organismus „Mensch" nimmt, was schon logisch falsch ist, sondern auch, weil er eigentlich anonyme und subjektlose Vorgänge auf gesellschaftliche Bereiche überträgt. Die Arbeit im Gehirnlabor stimuliert anscheinend die Produktion von gesellschaftskritischen Ideen des Forschers, als sei er in ein Gespräch mit Neuronen vertieft, die ihm eine neue Vision diktieren.

Bei diesem Unterfangen gibt es auch heute noch ebenso viele Ansätze, Konzepte, Interpretationen, Visionen, wie es Hirnforscher gibt. Es herrscht ein Jahrmarkt der Eitelkeiten und „Unübersichtlichkeiten“ (Hagner). Objektivität erscheint vor diesem Hintergrund als ein Mythos. Hirnforscher sind auch nur Menschen, pardon Gehirne, sie sind alles andere als nüchterne, emotionslose Neuronenzähler. Sie lassen sich von sozialen Entwicklungen und kulturellen Moden ebenso leiten und verleiten wie von ihrer Euphorie und visionären Kraft.

Gehirn-Computer und Netzwerkgehirne

Ab der zweiten Hälfte des 20. Jahrhunderts versuchten die Wissenschaftler, Erkenntnisse der Informatik mit großem Enthusiasmus auf das Gehirn zu übertragen. Die Analogie Gehirn-Computer war en vogue und hat sich bis heute zumindest in der Öffentlichkeit gehalten. Sie führte zu seltsamen Visionen, Metaphern, Verbildlichungen und Konzepten, an die heute kein Hirnforscher mehr glaubt. Das Gehirn wurde im Zuge dieses Ansatzes gerne verbildlicht als riesiger verwirrender Schaltkreis, den sich ein überengagierter Computerfachmann ausgedacht hatte.

Es dauerte nicht mehr lange, bis man auf den Gedanken kam, Computer oder Roboter zu entwickeln, die die Leistungen des Gehirns mühelos übertrumpfen sollten. Der Mathematiker Alan Turing entwickelte seinen berühmten Turing-Test. Es handelt sich um ein Simulationsspiel: Eine Maschine, konstruiert nach dem Vorbild der neuronalen Struktur des Gehirns, täuscht einen menschlichen Fragesteller über ihr Maschinenwesen und spielt ihm vor, sie sei auch ein Mensch. Wie lange konnte diese Maschine wohl den Test überstehen? Welche Frage entlarvt sie als Maschine: „Wie fühlen Sie sich heute? Warum lesen wir Literatur? Was ist die Farbe Blau für Sie?“ Turing jedenfalls behauptete: Ende des Jahrhunderts wird die Maschine einen Fünf-Minutentest in drei von zehn Fällen überstehen. Daraus ist leider nichts geworden.

In den Achtzigerjahren des 20. Jahrhunderts kam in Deutschland der Konstruktivismus in Mode, und wieder veränderte sich das Bild vom Gehirn. Ich kann mich noch erinnern, wie sich das Wort auf den Fluren der germanistischen Fakultät an der Uni Mainz, an der ich studierte, wie ein Lauffeuer verbreitete. Es war plötzlich „in“, Niklas Luhmann zu lesen, der in seiner Soziologie selbstreferenzielle, in sich geschlossene, autopoietische Systemen beschrieb, die nur aus sich selbst heraus agieren und sich gleichzeitig eine passende Umwelt basteln konnten. Das klang gewaltig nach Omnipotenz. Wenn soziale Realität immer nur eine Konstruktion ist, dann kann man ja auch mühelos eine schlechte durch eine bessere austauschen.

Zu der Zeit, als wir alle über Nacht zu Systemtheoretikern und Konstruktivisten geworden waren, kam auch ein Witz in Umlauf, der diese Theorie lapidar auf den Punkt brachte: Ruft ein Mann seinen Bruder an, dessen Frau gerade ein Kind zur Welt gebracht hat: Glückwunsch, was ist es denn, Mädchen oder Junge? Daraufhin der frischgebackene Vater: Wir entscheiden das Geschlecht, wenn das Kind zehn Jahre alt ist.

Mit dem Konstruktivismus konnte man sich alles Mögliche als kulturelles Konstrukt vorstellen: Das Geschlecht, die Literatur, die Gesellschaft, die Wirklichkeit, die Philosophie, die Liebe. In dieser Zeit erschien ein Buch von zwei vielfach ausgezeichneten Biologen, die den Konstruktivismus im neuronalen Dickicht gefunden hatten. Humberto R. Maturana und Francisco J. Varela weisen in „Der Baum der Erkenntnis“ mit vielen Experimenten nach, dass unser Gehirn nichts anderes tut, als Wirklichkeit zu konstruieren (siehe Kapitel 4). Deshalb kann man auch nicht sagen: Es bildet irgendeine objektive Erfahrungswirklichkeit eins zu eins ab, das ist Unsinn. Es ist wie ein Luhmann'sches System, autonom und selbstschöpferisch.

Und das wird zum Beispiel mit folgender Alltagserfahrung gestützt: Sie gehen mit einer Orange in der Hand durch Ihr mit Neonlicht beleuchtetes Wohnzimmer. Die Orange ist orange. Dann gehen Sie mit der Frucht in den Garten, die Orange ist immer noch orange, obwohl Neonlicht überwiegend aus kurzwelligem und Sonnenlicht überwiegend aus langwelligem Licht besteht. Das Gehirn rechnet anscheinend diese Unterschiede aus unserer Wahrnehmung heraus und spiegelt uns ein konstantes Farbempfinden vor. Und das ist ein Indiz für sein konstruktivistisches Potenzial.

Ein weiteres Beispiel, das schon lange ein Klassiker ist, bezieht sich ebenfalls auf das Sehen: Mitten in unserem Gesichtsfeld befindet sich ein kreisrundes Areal, in dem wir absolut blind sind. Das hat damit zu tun, dass in unserem Sehorgan an einem Punkt der Sehnerv das Augeninnere verlässt. Das Seltsame oder Wunderbare ist, dass wir diesen blinden Fleck nicht wahrnehmen können, das Gehirn spielt uns die perfekte Illusion eines perfekten Sehens vor, es füllt die Lücke schlichtweg aus und konstruiert einen kontinuierlichen visuellen Raum. „Wir sehen nicht, dass wir nicht sehen“, schreiben Maturana und Varela.

Anfang des 21. Jahrhunderts, in dem wir die „Wikipedia“- und die „Wissensgesellschaft“ ausgerufen haben, hat sich der Konstruktivismus mit den Netzwerktheoretikern verbündet. Letztere erobern nach und nach alle möglichen Bereiche: Die Soziologie, die Betriebswirtschaftslehre, die Arbeitssoziologie, die Kulturtheorie und schließlich auch die Hirnforschung. Während Soziologen auf eine neue Kultur der digitalen Avantgardisten verweisen, die sich miteinander vernetzt haben und nur noch in flachen Hierarchien leben und arbeiten, beschreiben Hirnforscher die neuronale Architektur in unserem Gehirn als ebensolche anti-hierarchische Netzwerkstruktur, in der alles mit allem verbunden ist, in der prinzipiell jeder Punkt – je nach Situation – plötzlich zum Zentrum irgendeiner Aktivität werden kann.

Netzwerker sind meistens Konstruktivisten wie Wolf Singer und Gerhard Roth. Andere wie Manfred Spitzer und Gerald Hüther sehen das Hirn eher als einen Schwamm, der alle Informationen der Umwelt aufsaugt und sich davon prägen lässt. Wieder andere wie Joachim Bauer präferieren das „social brain“, das kooperativ und kommunikativ ist. Allen gemeinsam ist: Sie haben verschiedene Ansätze, die sich im Moment kaum vereinbaren lassen, sie überschreiten Grenzen, bauen Brücken von der Natur zur Kultur.

Sein und Sollen

Hirnforscher haben es in erster Linie mit neuronalen biochemischen und physikalischen Vorgängen zu tun – so viel wurde im vorigen Kapitel schon deutlich –, die man bestimmten Gehirnarealen zuordnen und mittels Experiment messen und analysieren kann. Der naturwissenschaftliche Zugang ist immer ein materialistischer. „Für Materie (…) gelten“, merkt der Philosoph Janich an, „Naturgesetze, die programmatisch in Kausalerklärungen auf empirisch-experimenteller Basis aufzusuchen sind.“ Der Hirnforscher beschreibt diese Vorgänge wie jeder andere Naturwissenschaftler auf möglichst wertfreie und damit objektive Weise.

In der klassischen philosophischen Erkenntnistheorie wird dieser Umstand folgendermaßen beschrieben: Der Naturwissenschaftler bezieht sich auf das Sein. Das Sollen, dazu zählen vor allem moralische Kategorien, vom Menschen gesetzte Werte und Ziele, kulturelle Codes, sollte er zunächst einmal ausklammern, weil das Sollen der Natur immer nur wie ein Stempel vom Menschen aufgedrückt wird. Der gute seriöse Naturwissenschaftler betreibt im Labor folgerichtig keine Politik, er bewertet auch nicht nach moralischen Maßstäben, er stellt keine Sollsätze auf, sondern beschreibt sachlich und möglichst unvoreingenommen Vorgänge, die universalen Gesetzmäßigkeiten gehorchen.

Francis Fukuyama, Professor für internationale Ökonomie an der Hopkins Universität in Baltimore, macht darauf aufmerksam, dass sich Naturwissenschaftler gewöhnlich auch an diese Dichotomie von Sein und Sollen halten. Das scheint für die Hirnforscher nicht zu gelten, weil menschliche Gehirne – so argumentieren sie – ja auch soziale und kulturelle Werte hervorbringen und damit erlauben, den gesamten normativen Bereich des Sozialen und Kulturellen zu erfassen. Gerade deshalb haben Hirnforscher das Sein verlassen und tummeln sich emsig im Sollen.

Die Hirnforscher okkupieren Gebiete, gegen die sie sich eigentlich abgrenzen wollen: Philosophie und Kulturwissenschaft. Sie gerieren sich stolz als bessere Philosophen, Gesellschaftskritiker und Kulturwissenschaftler, die ihre Forschungsergebnisse einbauen in gesellschaftliche Theorien, die immer auch moralische Imperative enthalten. Bei diesem Unterfangen verwenden sie die Alltagssprache mit ihren Metaphern, Analogien, ihren Intuitionen und Unschärfen, obwohl sie gerade diese alltägliche Dimension aus ihrer Arbeit heraushalten möchten. Aber nochmal: Auch Hirnforscher sind nur Menschen!

Der Hirnforscher als multiple Persönlichkeit

Wolf Singer, Direktor am Max-Planck-Institut für Hirnforschung in Frankfurt am Main, meint etwa wie Gerhard Roth, dass unsere kognitiven Fähigkeiten beschränkt seien, weil wir ja als Menschen und neuronale Maschinen keine „Verankerung im Absoluten“ hätten, gemäß dem schönen Motto: Der Geist ist nicht vom Himmel gefallen (der Papst hat nicht Recht), er ist Produkt eines naturhaften Prozesses; unser Erkenntnisapparat sei deshalb störanfällig und operiere mit Irrtum und Erfolg, nicht mit Wahrheit und Unwahrheit. Das ist dem konstruktivistischen Ansatz geschuldet. Wenn das Gehirn

Wirklichkeit konstruiert, kann man eine Kategorie wie Wahrheit, die von der klassischen Philosophie definiert worden ist als Übereinstimmung des Intellekts mit den Objekten der Erfahrungswirklichkeit, vergessen. Bei der Wirklichkeitskonstruktion kommt es nur noch auf Irrtum und Erfolg an, auf die Frage, ob eine bestimmte Konstruktion von Wirklichkeit für den menschlichen Organismus eine erfolgreiche Strategie war, um zu überleben.

Wir sollen demnach nicht fragen, ob unsere subjektive Wahrnehmung blauer Farben den Objekten der Wirklichkeit zugeschrieben werden kann oder nicht. Wir können mit dieser Unschärfe gut leben.

Außerdem, schreibt Singer weiter, sind wir in unseren Entscheidungen und Wertungen nicht frei (Kapitel 1 und 2), sondern die Lösungsvorschläge, die unser „Gehirn erarbeitet", sind von all „den Einflüssen determiniert", welche unser Gehirn geformt haben: den evolutionären Anpassungen, den frühkindlichen Prägungen, den Lernprozessen, den Umwelterfahrungen, den emotionalen Bewertungen.

Diese neuen Erkenntnisse aus der Hirnforschung und der Evolutionsbiologie sollten erstens, so Singer, zu einem neuen „Toleranzkonzept" in der Gesellschaft führen: Wir sollten Menschen mit abweichendem Verhalten, also etwa Verbrecher, endlich als „Opfer in einem Würfelspiel" begreifen, die für ihre Tat nichts könnten – siehe frühkindliche Prägung des limbischen Systems, siehe Fehler in der neuronalen Verschaltungsarchitektur in Kapitel 1.

Und wir bräuchten zweitens eine tolerante Irrtumskultur, die Fehler nicht a priori tabuisiere, weil unser Erkenntnisapparat störanfällig sei – siehe evolutionäre Anpassung. Wir sollten drittens eine neue „Kultur der Demut" und eine neue Lebens- und Arbeitskultur ohne starre Hierarchien einüben; es gebe nämlich keine „Metaintelligenz", weder im Gehirn noch im Unternehmen oder sonst wo im Leben.

Folgendes Zitat von Singer lässt keinen Zweifel mehr daran aufkommen, wie sehr es ihm um eine gesellschaftspolitisch gefärbte Vision geht, die er dem Gehirn entnommen hat:

„Da Lenker und Gelenkte im gleichen Unwissen gefangen sind, folgt (...), dass es in unserem System keine übergeordnete Intelligenz geben kann, auf die Verlass wäre. (...) Wo keine Metaintelligenz, keine höhere Weisheit sein kann, darf Macht sich nicht konzentrieren. Es wird demnach notwendig sein, über unsere Führungsstrukturen nachzudenken. Wenn die kollektive Intelligenz aller Mitspieler optimal genutzt werden soll, dann bedarf es einer fortwährenden Optimierung von Strukturen, welche Selbstorganisationsprozesse begünstigen."

Da ist es wieder, das Zauberwort des Konstruktivismus: „Selbstorganisation", ein Passepartout-Begriff, der sich heute mühelos auf alles anwenden lässt: das Gehirn, die Firma, die Gesellschaft, das politische System.

Singer baut Brücken von der Neurowissenschaft zur Kulturtheorie und erweist sich als Gesellschaftskritiker, Utopist, Evolutionstheoretiker, Erkenntnistheoretiker, Verhaltenspsychologe, Evolutionsbiologe, Moralist und Anthropologe in einer Person. Was zeigt: Der Hirnforscher von heute ist eine multiple Persönlichkeit. Er beherrscht viele Rollen und wechselt die Ebenen, was er üblicherweise dem Geisteswissenschaftler, sobald dieser sich mit neurowissenschaftlichen Theorien beschäftigt, vorwirft.

Tobias Künkler, Mitarbeiter am Fachbereich Erziehungs- und Bildungswissenschaften der Universität Bremen, kritisiert deshalb auch: Singer projiziere zukünftige soziokulturelle Praktiken einfach ins Gehirn. Man muss hinzufügen: Er tut dies, um sie dann wieder auf die Gesellschaft zu projizieren; und er legitimiert sein Verfahren dadurch, dass er im Namen einer vermeintlich objektiven „Natur" spricht: des Gehirns und seiner Strukturen.

Andere Neurowissenschaftler, die sich mit Lernprozessen beschäftigen, stilisieren sich selbstbewusst zu besseren Pädagogen und Bildungspolitikern und machen unter dem Etikett

„Neurodidaktik“ Vorschläge für eine veränderte Unterrichtskultur, eine bessere Lehrerausbildung oder ganz konkret für die Ganztagsschule. Auch sie entnehmen dem Gehirn wohlklingende Imperative, die auf Visionen einer Schule hinauslaufen, in der Schülergehirne mit Freude lernen und Lehrergehirne sie dabei mit ebenso großer Freude unterstützen.

Gehirn und Geschlecht

Obgleich der Konstruktivismus von vielen Hirnforschern heute bevorzugt wird, gibt es dennoch die parallele Tendenz, ihn gleichzeitig wieder zu entsorgen. Einige Hirnforscher verweisen auf geschlechtsspezifische Unterscheide zwischen Mann und Frau und machen somit deutlich, dass das Geschlecht kein soziales Konstrukt ist, sondern eine neuronale Tatsache. Selten wird darüber reflektiert, wie problematisch es sein kann, wenn man das Mann- oder Frau-Sein direkt in die neuronale Architektur des Gehirns projiziert, um daraus zum Beispiel die Vision für eine Gesellschaft abzuleiten, die nicht mehr ausschließlich vom männlichen Geschlecht dominiert wird.

Ein Argument dabei lautet: Schließlich besitzt das Frauengehirn gegenüber dem männlichen einen unschätzbaren geistig-emotionalen Vorteil: Es ist kommunikationsfähiger, damit sozialer und einfühlsamer, einfach besser. Frauen sind Gutmenschen!

Jedenfalls behauptet die US-amerikanische Neurowissenschaftlerin und Psychiaterin Louann Brizendine in ihrem Bestseller mit dem plakativen Titel „Das weibliche Gehirn“, Frauen besäßen ein größeres Kommunikationszentrum im Gehirn und seien somit in diesem Bereich eindeutig kompetenter als Männer. Sie beruft sich auf das berühmte Wernicke-Areal, welches – und das unterschlägt sie – nur ein Teil eines neuronalen Netzwerkes für Kommunikation ist.

Neurowissenschaftlich geprägte Aussagen über angeblich weibliche und angeblich männliche Gehirne beschäftigen seit über zwanzig Jahren wieder verstärkt die Hirnforschung. Sie wurden allerdings schon sehr früh, spätestens seit der zweiten Hälfte des 19. Jahrhunderts, in Umlauf gebracht. Damals versuchten viele Hirnforscher die gerade erst entdeckte Links-Rechts-Asymmetrie, also die funktionelle Unterschiedlichkeit von linker und rechter Gehirnhälfte, auf verschiedene Weise im sozialen Kontext zu interpretieren. Man nahm, wie oben schon angedeutet, etwa an, dass in der linken Hälfte Vernunft, Willen, Intelligenz angesiedelt seien, in der rechten dagegen Instinkt, Emotion und auch Wahnsinn.

Die Forscher des 20. Jahrhunderts konzentrierten sich bei dieser Asymmetrie immer wieder auf das Corpus Callosum, den Balken, der wie eine Brücke linke und rechte Gehirnhälfte miteinander verbindet. 1982 behaupteten Neurowissenschaftler im Fachmagazin Science, dieser Balken sei im hinteren Teil bei Frauen dicker als bei Männern. Ergo: Frauen haben eine bessere Verbindung zwischen links und rechts, können Verstand und Gefühl viel effektiver miteinander zusammenarbeiten lassen, sind deshalb auch kreativer als Männer.

Mit Untersuchungen des Balkens wurde der Vorhang für eine „Wissenschaftskomödie" der besonderen Art (Precht) aufgezogen, die zugleich seltsame Visionen und Interpretationen hervorbrachte. Der eine Hirnforscher wollte nachweisen, dass bei Afroamerikanern die Verbindung zwischen links und rechts weniger ausgebildet sei als bei Weißen. Er entdeckte dabei ganz zufällig, dass der Balken bei Mann und Frau unterschiedlich war. Ein anderer stieß dann auf einen größeren Balken bei der Frau, ein dritter beim Mann; eine weitere Fraktion sah überhaupt keine Unterschiede (Precht).

Heute erscheint diese Theorie erledigt zu sein, sie gilt mittlerweile jedenfalls als „Mythos". In diesem Sinne schreiben auch die Neurowissenschaftlerinnen Blakemore und Frith: Die Theorie der Links-Rechts-Sphären sei „Pop-Psychologie". Pop-Psychologie bedeutet: Der überwiegende Teil der Neurowissenschaftler hat sich von dieser Theorie längst verabschiedet, weshalb diese dann fast unbemerkt in die populäre Ratgeberliteratur abwandern konnte, um dort hartnäckig zu überleben.

Die moderne, seriöse Hirnforschung, die diese Pop-Psychologie ablehnt, beruft sich zum Beispiel auf Experimente wie die vom französischen Neurowissenschaftler Dehaene. Er konnte nachweisen, dass bei der Identifizierung arabischer Ziffern wie 1 oder 2 sowohl die rechte als auch die linke Gehirnhälfte aktiv ist.

Analog dazu zeigen andere jüngere Daten bei einer Analyse des Leseprozesses in beiden Hälften eine Aktivierung von Unterprozessen an, wie etwa die Dekodierung geschriebener Wörter oder das Erkennen von Lauten. Selbst eine hauptsächlich der „rechten Hemisphäre" zugeschriebene Fähigkeit, wie das Kodieren räumlicher Relationen, wird von beiden Gehirnhälften durchgeführt, wenn auch auf unterschiedliche Weise. Heute weiß die Hirnforschung auch, dass die Grammatikverarbeitung die linke Hälfte mehr beansprucht, Semantikverarbeitung, wie sie beim Vokabellernen abläuft, umspannt links und rechts.

Wenn also Laien und einige Forscher behaupten, die linke Hälfte sei der logische Teil des Gehirns, der die verbalen Informationen kodiere, die rechte der kreative, der visuelle Informationen kodiere, Künstler seien deshalb rechtshirnig, Mathematiker linkshirnig, ist das Unsinn.

Trotz solcher Erkenntnisse lebt der Mythos bei einigen wenigen Forschern wie Brizendine ungebrochen weiter. Wissenschaftler in Detroit kommen zu dem Ergebnis: Wenn eine Frau spricht oder zuhört, zeigen die dabei aktivierten und im Computerbild aufleuchtenden Zentren eine deutliche Symmetrie der beiden Gehirnhälften, Männer hingegen denken nur mit einer Hälfte, die armen! Dank der Hirnmessungen der Neurowissenschaftler wissen wir das nun alles schwarz auf weiß und können unser geschlechtsspezifisches Verhalten entsprechend überdenken und neu justieren. Schöne Neurowelt!

Das männliche Gehirn sei völlig anders verschaltet als das weibliche, behauptet mit Verve eine Sachbuchautorin und beruft sich auf Brizendine. Männliche Embryonen müssten schon früh ein Testosteron-Bad über sich ergehen lassen, was viele Zellen des Kommunikationszentrums zerstöre und diejenigen des Aggressions- und Sexualzentrums aufbaue. Wo diese Zentren genau im Gehirn sitzen sollen, erfährt man nicht. Der geneigte Leser weiß nach Lektüre auf jeden Fall, warum Frauen täglich 20 000 und Männer nur 7000 Wörter benutzten (wie misst man das eigentlich?).

Ich und meine Geschlechtsgenossen sind also das Produkt eines furchtbaren Zellsterbens! Wir tragen Zerstörung und Tod in unseren Gehirnen und sollten deshalb endlich abdanken und den Geschöpfen des Lebens das Feld überlassen. Anders kann man diesen neuronalen Geschlechterblödsinn nicht interpretieren.

Pop-Psychologie hin oder her: Viele Wissenschaftler arbeiten offenkundig immer noch an der Geschlechterfront. Manche von ihnen wollen die Frauenemanzipation etwas verspätet ad acta legen und sind stolz darauf, ohne Tabus über Unterschiede zwischen Mann und Frau endlich offen und mit der Attitüde wissenschaftlicher Autorität zu sprechen. Und da werden so manche alten Hüte wieder aufgesetzt.

Die hartnäckigen Anhänger des Links-Rechts-Mythos verweisen direkt oder indirekt – wie die Erziehungswissenschaftlerin Nicole Becker ausführt – auf die Studien von Roger Sperry aus den 1960er-Jahren. Sperry war auf der Suche nach einer Therapie für schwere Epilepsie. Um die Ausbreitung eines Anfalls von der einen auf die andere Gehirnhälfte zu verhindern, durchtrennte er den Balken einiger Patienten.

Zwar hatten – erläutert Becker – die so behandelten Patienten keine kognitiven Einbußen, dennoch konnte Sperry in Experimenten nachweisen, dass ihre Gehirne anders arbeiteten als die von Menschen mit intaktem Balken. Er dachte sich Experimente aus, die zeigen, dass bei Patienten mit durchtrenntem Balken die eine Hemisphäre nicht wusste, was die andere tat und dachte. Bei einigen Experimenten gelang es sogar, den beiden Sphären sich einander widersprechende Befehle zu geben, so dass die rechte Hand etwas tat, was die linke behinderte.

Nun hat aber Sperry selbst darauf hingewiesen, dass man seine Ergebnisse nicht verallgemeinern dürfe. Dennoch gab es im Zuge seiner Untersuchungen wilde Interpretationen. Die einen sahen bestätigt, was sie schon immer glaubten, der Mensch verfügt über zwei Arten von Bewusstsein. Die anderen glaubten endlich konkrete neurologische Ursachen für geschlechtsspezifische Unterschiede gefunden zu haben.

Zu den leichtfertigen Interpreten gehören heute noch die Edu-Kinästhetiker, die seltsame Brain-Gym-Übungen entwickelt haben, mit denen man angeblich beide Hirnhälften, die sonst unterschiedlich takten, zum Einklang bringen kann. Nicole Becker sagt angesichts dieser Mythisierungen: „Was man heute in Ratgebern an Aussagen über gestörte Hemisphärenintegration, Lateralitätsbahnung oder gar abgeschaltete Hirnhälften findet, gehört samt und sonders ins Reich der Hirnmythen, denn: Im normalen Gehirn stehen beide Hälften im Austausch."

Die Ratgeberliteratur und vereinzelte Forscher wie Brizendine lassen trotz solcher mittlerweile wissenschaftlich abgesicherten Kritik Männer mit der linken, Frauen mit der rechten Gehirnhälfte operieren; sie machen Männer zu Gefühlskrüppeln und Frauen zu Meisterinnen der Kommunikation und Einfühlung. Sie plädieren mit der Autorität von Wissenschaftlern für ein bestimmtes positives Bild von Weiblichkeit, das sich gut vermarkten lässt. Und wahrscheinlich bin ich, der ich ein durch und durch redseliger Mann bin, ein biologisch-neuronaler Störfall der Menschheitsgeschichte, wie alle meine weiblichen Bekannten, die sehr logisch denken können und manchmal regelrecht mundfaul sind.

Aber zur Beruhigung sei angemerkt: Neurowissenschaftler können mit ihren Experimenten sowieso nicht differenzierte Aussagen über einzelne Menschen machen, über mich als Ralf Caspary und über Sie als Leser. Als Individuen verschwinden wir hinter statistischen Berechnungen bei der Auswertung der Experimente. Außerdem: Die Messungen der Hirnaktivität offenbaren immer nur jene Hirnregionen mit der stärksten neuronalen Aktivität. Das bedeutet aber nicht, dass bei den Messungen andere Hirnteile völlig darniederliegen. Dieser Fall kommt im Gehirn nicht vor. Also bitte: Bleiben Sie als Mann oder Frau unbeeindruckt von der Rede über angeblich geschlechts- weil gehirnspezifische Unterschiede. Ihr Gehirn arbeitet mit beiden Hälften, ganz sicher!

Gehirn und Kulturwissenschaft

Semir Zekir und der Ulmer Hirnforscher Manfred Spitzer wagen sich ebenfalls weit aufs kultur- und kunsthistorische Feld, um zu zeigen, dass man mit der Neurowissenschaft viele Phänomene erklären kann, an denen sich Kulturwissenschaftler bislang erfolglos die Zähne ausgebissen haben. Der englische Neurowissenschaftler Zekir interessiert sich besonders für Kunst und Ästhetik und erklärt vollmundig, er könne die Kunst von Dante, Michelangelo oder Richard Wagner erklären, weil er die dazugehörigen neuronalen Muster im Gehirn ausgemacht hätte.

Manfred Spitzer scheint das Rätsel gelöst zu haben, warum die Einwohner der Osterinsel im Pazifik ihre eigene Kultur zerstört haben. Jeder kennt sie ja, diese heute baumlose Insel, auf der sich einst hunderte der eigenartigen monumentalen Steinstatuen befunden hatten, die so aufgerichtet wurden, dass sie den gesamten Küstenrand umsäumten und mit ihren riesigen, weit aufgerissenen und angsterfüllten Augen ins Innere der Insel, also direkt auf die Bewohner, starrten.

Während der Blütezeit der Insel betrieb man dort Ackerbau und Fischfang, man holte aus den natürlichen Ressourcen das heraus, was möglich war. Das führte schließlich dazu, dass sich die Einwohner selbst den Ast absägten, auf dem sie saßen: Die Nahrungsmittelproduktion reichte bald nicht mehr aus, um die Bevölkerung zu ernähren. Die Osterinsulaner waren, so Spitzer, in dieser Phase nicht fähig, das Ruder herumzureißen, sie reflektierten in keiner Weise den ökologischen Raubbau an der Natur, den sie selbst verursacht hatten. Stattdessen machten sie weiter wie bisher und schaufelten sich ihr eigenes Grab: Diese frühe Zivilisation ging unter. Zurück blieben, als mahnende Zeichen der Apokalypse, einige der Statuen.

Der Grund für das völlig unproduktive, unvernünftige und unkreative Verhalten seien, so Spitzer, die Steinstatuen, die geheimnisvollen Moais, die mit ihren angsterfüllten Augen eine Art permanenter medialer Dauerberieselung und Horrorsituation erzeugt hätten. Sie aktivierten dadurch beim Betrachter dauerhaft den Mandelkern. Das ist eine Struktur im Temporallappen, die bei „der Verarbeitung von angsterzeugenden Stimuli bekanntermaßen eine wesentliche Rolle" spielt. Die Aktivierung des Mandelkerns führt zur Erhöhung von Puls, Blutdruck und Muskelspannung, das zeigen viele Experimente. Sie führt letztlich auch zu einem bestimmten „kognitiven Stil": Wer Angst hat, „denkt scharf und eng fokussiert; und das wiederum bedeutet, dass er gerade nicht (...) kreativ" handeln kann.

Eindringlich präsentiert der Ulmer Hirnforscher seine These über den Untergang der Osterinsel-Kultur, und er scheut nicht davor zurück, gleichzeitig noch seine Medienkritik darüberzustülpen. Spitzer ist ein großer Warner, der mit Vorträgen und Essays immer wieder darauf aufmerksam macht, dass gewalthaltige Filme den Mandelkern des Rezipienten aktivierten, was letztlich Angstcharaktere produziere, die nicht mehr fähig seien, offen und kreativ zu denken, die überhaupt keine Problemlösungsstrategien mehr entwickeln könnten.

Mit großer Eindringlichkeit interpretiert Spitzer die Steinstatuen, die für die Kulturwissenschaftler noch immer viele Rätsel bergen, als frühe Beispiele medialer Produktion und „Verbreitung von Angst“.

Er beendet seinen Essay mit einer Botschaft, die unmissverständlich deutlich macht, dass er auf die Osterinsel eigentlich seine eigenen Thesen der modernen Hirnforschung projiziert, um deren universales Erklärungspotenzial unterstreichen zu können. Wir modernen Menschen befänden uns in einer ähnlichen Krise, wir „leben alle auf der Osterinsel“. Unsere Angststatue ist das Fernsehen, auf das wir gebannt schauen, wie die Ureinwohner der Osterinsel auf ihre Statuen. Hier wird ein komplexer kulturhistorischer Vorgang mit kleinen Mandelkernen und deren Funktion erklärt.

Gehirn trifft Gehirn

Die Beispiele, in denen ohne selbstkritisches Bewusstsein für die doch engen Grenzen der neurowissenschaftlichen Disziplin angeblich stimmige Befunde und Wahrheiten auf geistes- und kulturwissenschaftliche Gebiete übertragen werden, zeigen letztlich, zu welchen problematischen, weil oftmals sehr subjektiv gefärbten Interpretationen das führt.

Trotz dieses offenkundigen Defizits werden weiter Sprünge vollzogen vom naturwissenschaftlichen Bereich direkt hinein in den kulturwissenschaftlichen, als sei die Einheit von Geist und Materie, von Kultur und Neuronen bereits ausgemachte Sache.

Der Wissenschaftshistoriker Michael Hagner von der ETH Zürich stellt fest, wie stark die Neurowissenschaften in ihrem „Selbstverständnis, ihren programmatischen Absichten und in ihren Praktiken mit anderen Bereichen wissenschaftlicher und nicht wissenschaftlicher Art verflochten sind“; das Gehirn habe für diese Disziplin mittlerweile einen Fetischcharakter angenommen, es gehe um die Überblendung von „wunschgerechter und realitätsgerechter Darstellung“.

Obwohl das Gehirn in seiner ungeheuren Komplexität noch längst nicht entschlüsselt ist, obwohl es eine Fülle von Forschungsansätzen, Forschungsergebnissen und Hypothesen gibt, die sich teils stützen, teils widersprechen, steht die Phantasie mancher Hirnforscher in voller Blüte und gebiert Visionen. Und obwohl das so ist, hören wir von den Hirnforschern immer wieder, sie würden objektiv sein. Was gut klingt, aber in Wahrheit sind auch Hirnforscher nur Menschen. Egal, zu welchem neuronalen Kontinent sie aufbrechen, egal, was für ein Neurotransmittergefilde sie gerade erkunden, sie tragen in ihrem Gepäck nicht nur das objektive vorurteilsfreie Instrumentarium des Naturwissenschaftlers mit sich, sondern auch subjektiv gefärbte Meinungen, Interessen, kulturelle Moden. Wohin der Neurowissenschaftler auch reisen mag, letztlich wird er in jeder Konfrontation mit dem Neuen, Unbekannten auf sich selbst und seine Kultur treffen. Gehirn trifft Gehirn!

Die Zerebralisierung der Diskurse

Mit den Grenzüberschreitungen zwischen Natur und Kultur werden seit einigen Jahren erfolgreich geistes- und kulturwissenschaftlich geprägte Disziplinen biologisiert und zerebralisiert. Das Subjekt, mit dem man es neuerdings zu tun hat, ist das Gehirn samt seiner neuronalen Architektur, das eine wunderbare Projektionsfläche bietet. Die Geschichte, die ich in der Schule noch immer mit Epochen, Umbrüchen und Ideen gleichzusetzen lernte, wurde abgelöst durch die Evolutionsgeschichte, die Psychologie durch Evolutionsbiologie und Evolutionspsychologie.

Fast jeden Tag manifestiert sich dieser Trend in den Artikeln der Wissenschaftsseiten der Zeitungen und der Fachmagazine. Liebe wird zurückgeführt auf die evolutionsbiologisch formatierte Oxytozinausschüttung, Fortpflanzung auf die Weitergabe von gutem genetischen Material, Freiheit auf gewisse Aktionspotenziale gewisser motorischer Zentren, Sexualität auf den darwinistischen Überlebenskampf, Religion auf neuronale Funktionen.

Wenn ich fernsehe, erklären mir die Evolutionsbiologen, das sei ja wie das Lagerfeuer der Urhorde. Wenn ich mit meinem Sohne Vokabeln lerne, denke ich immerzu an die Dopamindusche und ärgere mich, weil ich sie nicht einfach mal so anstellen kann. Wenn ich mit ihm den fünften Level eines wirklich guten Computerspiels geknackt habe, kommt mir die Synapsenpflege in den Sinn und ich drücke ihm ein Buch in die Hand, eine für ihn leicht durchschaubare pädagogische Maßnahme. Wenn ich mit meiner Frau rede, denke ich an ihre Gehirnhälften und wundere mich, warum sie entgegen den Erkenntnissen der Hirnforschung so logisch und sachlich argumentiert. Wenn ich die Lehrer beim Elternabend an mir vorüberziehen lasse, kommen mir die Spiegelneuronen in den Sinn und ich werde skeptisch, ob sie diese gut zum Schwingen bringen. Und wenn ich selbst in mich hineinhorche, meine ich neuerdings mein Gehirn vernehmen zu können, das mir irgendetwas vorsäuselt.

Früher las ich Adorno, um mein Unbehagen an der Gesellschaft mit Nahrung zu versorgen, oder ich vertiefte mich in die Dramen und Prosatexte von Georg Büchner, der übrigens wie die meisten Hirnforscher Materialist war. Heute schlage ich „Gehirn & Geist“ auf, und schon sagt mir irgendein Wissenschaftler mit seinem nüchternen Vokabular, wie und warum mein Gehirn dieses und jenes denkt, warum wir mit diesem oder jenem Weltbild nicht mehr weiterkommen, warum es im Leben und überhaupt endlich mal gehirngerecht zugehen sollte, wie taugliche Zukunftsvisionen auszusehen haben.

„Gehirngerecht“ – was für eine Wortschöpfung! Das klingt so wie „kindgerecht“, „mundgerecht“. Um was soll es da eigentlich gehen? Um eine neue Art von Gerechtigkeit, die wir dem Gehirn widerfahren lassen, in dem wir es endlich machen und denken lassen, was es will? Wo beginnt das denn? Wenn ich mir überlege, dass ich sowieso nichts anderes als mein Gehirn bin, dann bin ich doch wohl durch und durch „gehirngerecht“! Oder sind das die Wissenschaftler, die mit ihren Scannern dem Gehirn ein Koordinatensystem überwerfen, um zu bändigen, was nicht zu bändigen ist?

Ach, es ist ein Kreuz. Aber vielleicht ist es auch so: Das Gehirn, das ja sowieso alles steuert, ist jetzt an dem Punkt angekommen, wo es sich selbst entdeckt. Und die Hirnforscher sind seine Agenten, die es ausgesandt hat, um ihm ein Denkmal zu setzen. Dann bräuchte ich eigentlich nur so lange zu warten, bis das Gehirn sagt: Also Leute, Scanner abschalten, die Arbeit ist erledigt. Und tschüss!

6. Über Mäuse, Ratten, Schnecken und Menschen – Das neurowissenschaftliche Experiment

„Wohin Denken ohne Experimentieren führt, hat uns das Mittelalter gezeigt, aber dieses Jahrhundert lässt uns sehen, wohin Experimentieren ohne Denken führt."
Arthur Schopenhauer

Experimente sind das A und O der Naturwissenschaften, der Prüfstein, an und mit dem der Forscher seine Hypothesen verifizieren oder falsifizieren kann, die ihm Antworten geben auf seine drängenden Fragen. Physik und Chemie verdanken ihnen ihre wichtigsten Erkenntnisfortschritte. Experimente haben Autorität und Allmacht, aber auch erkenntnis- und wissenschaftstheoretische Abgründe und Paradoxien.

Die Experimente der Hirnforschung werden bevölkert von Mäusen, Ratten und Schnecken, natürlich auch von Menschen, aber die eignen sich nicht so gut als „Versuchstiere". Außerdem ist deren neuronale Architektur sehr komplex, deshalb nimmt man vorlieb mit einfach gebauten Gehirnen. Wieder ein Beleg für Reduktionismus! Einfach gestrickt sind auch viele der Experimente, auf die sich die Gemeinde der Hirnforscher stützt, um daraus oftmals komplexe Schlussfolgerungen vor allem für das schulische Lernen zu ziehen.

Dopamin-Mäuse und Konditionierungsexperimente

Da treffen wir zum Beispiel auf die Rennmäuse des Neurobiologen Henning Scheich, über die mittlerweile auch in den Medien ausgiebig berichtet wurde. An ihnen exemplifiziert der

Forscher, wie das interne Belohnungssystem und sein wichtigster Botenstoff, das Dopamin, bei einem erfolgreichen Lernen funktioniert. Im Experiment sollten die Tiere lernen, dass es bei einem akustischen Signal für sie besser ist, die Käfigseite schnell zu wechseln, weil sie sonst auf der Seite, die den Startpunkt darstellt, einen leichten Stromstoß bekommen hätten.

Schon nach wenigen Durchläufen hatten die klugen Tierchen gelernt, dass sie beim akustischen Reiz schnell zur anderen Käfigseite springen mussten, um dem unangenehmen Kribbeln zu entgehen. Scheich hat während des Lernprozesses mittels feiner Sonden Hirnflüssigkeit der tierischen Versuchsteilnehmer entnommen und untersucht. Jedes Mal, wenn die Maus dem Stromstoß erfolgreich ausgewichen ist, schüttet ihr Gehirn – na, was wohl? – den Botenstoff Dopamin aus. Scheich interpretiert das so: Wenn die Mäuse eine neue Lösung gefunden haben, kommt es zum Dopaminausstoß. Das sei auch der Stoff, um eine momentane Erfahrung im Langzeitgedächtnis zu speichern. Dopamin erzeuge außerdem Glücksgefühle (wie erleben die Tierchen wohl das so menschliche Glück?) und führe dazu, dass Spaß beim Lernen erlebt werde, was beweise: Das Gehirn belohne sich beim erfolgreichen Lernen selbst. Es ist, dank des Dopamins, eine selbststeuernde Glücksmaschine.

Es geht bei diesem Experiment um ein einfaches Lernen von Vermeidungsreaktionen, gleichzeitig ist es in die Tradition klassischer Konditionierung eingebettet, wie sie Pawlow mit seinem berühmten Hundeexperiment begründet hat. Konditionierungsexperimente stehen bei den Hirnforschern hoch im Kurs, sie sind anschaulich und auf den ersten Blick beweiskräftig.

Scheich überträgt sein Experiment auf das schulische Lernen. Er ist davon überzeugt, dass auch Menschen auf Lernerfolge mit interner Dopaminausschüttung reagierten, dass dieses Lustgefühl sehr nachhaltig sei, nachhaltiger als jede Belohnung von außen. Deshalb müsse man dem Kind die Chance geben, selbstständig Aufgaben und Probleme zu lösen. Das sei gleichsam das Lernen „unter der Dopamindusche“, wie Scheich in einem Artikel für die „Zeit“ darlegt. Mit diesem körpereigenen Opiat mache Lernen Freude, und das sei effizient. Und der Wissenschaftler geht noch weiter, indem er das Ergebnis seines Experiments auf folgende Maxime bringt: Ein gutes Schulsystem sollte „irgendwo“ zwischen Fördern und Fordern und „Fördern durch Fordern“ angesiedelt sein. Ohne leichte Stromstöße (= Fordern) geht ja gar nichts.

Dem Wissenschaftsjournalisten Jochen Paulus stehen angesichts solcher Deutungen die Haare zu Berge. Er hält prinzipiell den Versuch, aus der Hirnforschung und den Experimenten konkrete Handreichungen zur Erziehung von Kindern abzuleiten, für „kühn, im schlimmsten Falle schädlich“. Das gelte erst recht, wenn es sich um Versuche mit Tieren in der künstlichen Laborsituation handele. Konkret auf das Scheich-Experiment bezogen, schreibt Paulus: „Würde eine Pharmafirma aufgrund eines Tierversuchs und einer vagen Theorie ein Medikament auf den Markt bringen, käme sofort der Staatsanwalt.“

Das ist zwar Polemik, bezeichnet aber eine Gefahr und impliziert eine damit verbundene Frage: Inwieweit lässt sich ein einfaches Tierexperiment zur Konditionierung überhaupt auf das komplexe schulische Lernen übertragen? In der Schule spielt doch offenkundig das Erlernen von simplen Vermeidungsreaktionen keine Rolle. Es sei denn, wir imaginieren uns Schüler, die aus Angst vor eventueller Strafe plötzlich, wenn sie dieselbe vermeiden konnten, mit Freude unter der Dopamindusche lernen. Das würde auf das Lernen mit Zuckerbrot und Peitsche („Fordern“ und „Fördern“) hinauslaufen. Aus diesem Versuch lässt sich gar nichts folgern – so kontert auch die Erziehungswissenschaftlerin Nicole Becker von der Universität Tübingen: „Der Schluss vom Vermeidungslernen auf die Wichtigkeit ‚selbstgesteuerter‘ Lernerfolge ist (...) nicht plausibel.“

Es gibt bezüglich der Übertragung von Tierexperimenten auf das Lernen des Menschen mindestens noch drei weitere

Einwände. Ratten lernen im Experiment Assoziationen zwischen einfachen Reizen und damit gekoppelten Veränderungen in der Umwelt – Futtergabe oder Stromstoß zum Beispiel. Beim schulischen Lernen kommt es auf etwas ganz anderes an, auf die richtige Deutung von verbalen Signalen des Lehrers, auf die Bewertung von dargebotenen Informationen als relevant oder irrelevant, auf den Aufbau einer Wissensbasis. Da liegen Welten zwischen Ratten und Kindern.

Der zweite Einwand bezieht sich auf die Belohnungstheorie, die ja auch bei Scheich eine große Rolle spielt. Das meiste, was Kinder lernen sollen, ist mit keiner sofortigen Belohnung assoziiert. Der Lehrer wäre ja auch überfordert, wollte er seine Schüler immer dann belohnen, wenn sie etwas verstanden haben. Lernen hat mit Anstrengung und Durststrecken zu tun, mit dem manchmal mühsamen Prozess der Analyse, auch und vor allem mit Impulskontrolle. Kleine Kinder, die nicht sofort eine Süßigkeit verschlungen haben, sondern geduldig warten konnten, weisen später in der Schule bessere Lernleistungen auf als Kinder, die sich nicht so gut im Griff hatten. Das zeigt ein mittlerweile berühmtes psychologisches Experiment. Bei dieser Art des Lernens bringt ein Vergleich mit Dopamin-Nagern gar nichts.

Dritter Einwand: Lernen durch Konditionierung beruht immer auf konkreten Verhaltensänderungen, wie das die Nager von Scheich veranschaulichen. Es lassen sich aber nun beim Menschen viele Lernprozesse aufzeigen, die damit gar nichts zu tun haben. Wenn ein Schüler im Matheunterricht den Satz des Pythagoras verstanden hat, wird das bei ihm wohl kaum eine Verhaltensänderung auslösen, er wird ja nicht gleich aufspringen und seine Handlungen danach ausrichten.

Wenn ein anderer Schüler sieht, dass ein kleines Stück Eisen im Wasser untergeht, ein schweres Schiff dagegen nicht, wird man ihm das wohl kaum mit der Konditionierung beibringen und erklären können. Bei diesen wichtigen Prozessen steht Lernen als „Wissenskonstruktion“ im Mittelpunkt, wie der Verhaltenswissenschaftler Ralph Schumacher von der ETH Zürich anmerkt.

Die „Wissenskonstruktion" verlangt andere Strategien und Ziele: Den Aufbau eines Begriffswissens zum Beispiel, das es den Kindern ermöglicht einzusehen, warum Delfine zu den Säugetieren und nicht zu den Fischen gehören. Ein erfolgreicher Lernprozess kann hier keinesfalls reduziert werden auf bloßes Vermeidungslernen, erst recht nicht auf simple Konditionierung. Die Schüler müssen – so Schumacher – im Fall der Delfine erkennen können, wie man Tiere nach Art der Fortpflanzung klassifiziert. Diese Art des Lernens unterscheidet sich, sagt Schumacher, fundamental vom Lernen der Tiere, insofern ist eine Übertragung vom Scheich'schen Experiment auf das schulische Lernen mehr als problematisch.

Und schließlich versteht sich ein guter Lehrer nicht als Konditionierer, der bei seinen Schülern mit bestimmten Interventionen eine Verhaltensänderungen auf den Weg bringen möchte, sondern im Sinne Schumachers als einer, der sie dabei unterstützt, Wissen aufzubauen, das die „Übertragung von Kenntnissen und Lösungsstrategien auf neue Situationen ermöglicht".

Dazu noch zwei Beispiele: Hat ein Schüler etwa begriffen, dass es sich bei Schall und Licht um Wellen handelt, wird er auch in der Lage sein, den Doppler-Effekt vom Schall auf das Licht zu übertragen. Wenn er gelernt hat zu dividieren, wird er auch mit Brüchen umgehen können. Die Curricula für die Schule berücksichtigen ja gerade diesen sukzessiven Aufbau einer gut organisierten Wissensbasis. Da kommt man mit der Konditionierung und dem Dopamin nicht besonders weit.

Ratten und Abenteuerspielplätze

William T. Greenough von der University of Illinois und Mark Rosenzweig, der leider schon verstorbene und legendäre US-amerikanische Psychologe, führten Experimente mit Ratten durch, die mittlerweile ebenfalls Kultstatus in der Gemeinde derjenigen Hirnforscher, Journalisten und auch Pädagogen erlangt haben, die sich für eine möglichst frühe und bessere Förderung von Kindern einsetzen. Die Forscher verglichen „glückliche" Ratten, die mit Laufrädern, Leiterchen und Spielgefährten aufwachsen konnten, mit „unglücklichen" Kollegen, die in ihren Käfigen überhaupt keine Abwechslung hatten. Rosenzweig bildete dazu drei Rattengruppen: Die erste lebt in strikter Einzelhaft, die zweite unter normalen Laborbedingungen mit zwei bis drei Tieren, die dritte hatte einen abwechslungsreichen Abenteuerspielplatz zur Verfügung. Das Ergebnis: Die Gruppe mit dem Abenteuerspielplatz hatte deutlich schwerere Gehirne, weil sich a) die dentritischen Verästelungen vermehrt hatten, b) das gilt auch für die Synapsen und c) die synaptischen Kontaktflächen hatten sich vergrößert. Eine „anregende Umgebung in früher Tierkindheit führt also zu optimierten und daher leistungsfähigen neuronalen Schaltkreisen", schlussfolgert auch die Magdeburger Neurobiologin Anna Katharina Braun. Mit anderen Worten: Die glücklichen Ratten sind intelligenter, sie konnten – das zeigten die Experimente auch – sich in einem Labyrinth besser zurechtfinden.

Ein kleiner Exkurs zu Synapsen und Dentriten

Zum besseren Verständnis dieser Ergebnisse: Ein Neuron verfügt über einen Zellkörper sowie über ein Axon und die Dendriten, die wie kleine Äste vom Zellkörper ausstrahlen. So eine Nervenzelle sieht damit aus wie eine unregelmäßig geformte Wurzel mit vielen ganz dünnen Ärmchen. Über ihre Dendriten, die wie Antennen funktionieren, empfängt die Zelle Informationen anderer Nervenzellen, vermittelt über chemische Signale der Synapsen. An der Synapse wird das chemische Signal in ein elektrisches umgewandelt und dann in den Zellkörper weitergeleitet. Von da aus läuft das Signal in das Axon, welches in Synapsen endet. Dort wird das elektrische Signal wieder in ein chemisches umgewandelt und den Dendriten einer anderen Empfängerzelle vermittelt.

Diese Vermittlung geschieht folgendermaßen: Sobald die elektrische Information bei den präsynaptischen Endknöpfen angekommen ist, öffnen sich dort vorhandene Bläschen und setzen bestimmte Botenstoffe, die Neurotransmitter, frei. Dazu gehören Glutamat, Acetylcholin, Dopamin, Serotonin und viele andere Verbindungen. Die Botenstoffe werden in einen kleinen Spalt gefüllt, der die eine Zelle von der anderen trennt.

Die Neurotransmitter schwimmen nun durch den winzigen Spalt, um bei der nächsten Empfängerzelle an passende Rezeptoren anzudocken. Jede Zelle ist dabei Sender und Empfänger. Sie verwandelt sich bei diesem Prozess von einer elektrisch geladenen in eine biochemisch agierende Zelle. Neuronen sind also faszinierende Zwitterwesen, die nichts anderes tun, als „Informationen" auszutauschen.

Die Rosenzweig- und Greenough-Experimente zeigen nun, dass eine anregende Umgebung die Dendriten im Rattenhirn vermehrt, dadurch also die Kommunikation unter den Neuronen quantitativ verbessert – je mehr Dendriten ein Neuron hat, desto mehr Impulse kann es von anderen Neuronen aufnehmen; dass ebenfalls die Anzahl der Synapsen zunimmt und die Kontaktfläche zwischen den Synapsen, an denen Neurotransmitter ausgetauscht werden, größer wird.

Die Maus und Ratte im Menschen

Hirnforscher, die solche und ähnliche Tierexperimente auf den Menschen übertragen, sehen die Ergebnisse als Bestätigung für ihre Forderungen nach einer möglichst anregenden Umgebung in frühester Kindheit. Das erhöhe die Lernleistung, und zwar durch eine Erhöhung der synaptischen Konnektivität und insgesamt der neuronalen Komplexität in den Gehirnen von Kindern. Denn die würden sich – so die Annahme – prinzipiell nicht anders entwickeln und auf die Umwelt reagieren als Ratten- oder Mäusegehirne.

Und so finden sich die Ratten von Rosenzweig in vielen Büchern der Hirnforscher wieder, in denen sie manchmal mit geradezu poetischem Eifer zu Ikonen hochstilisiert werden. Da ist dann die metaphorisch aufgeladene Rede von „Flügelratten", die ähnlich wie Kinder mit Flügeln – die Analogie zum Engelchen ist klar – abheben und über sich hinauswachsen könnten. Diese „Flügelratten" hätten wunderbar gebaute Gehirne: „Ihre Hirnrinde ist (...) dicker, sie enthält mehr synaptische Kontakte, die Nervenzellen besitzen längere und verzweigtere Fortsätze, es gibt dort mehr Gliazellen." (Gerald Hüther) Die „Flügelratten" seien Ratten, die in der Gemeinschaft aufwuchsen, die viele Kontakte mit anderen Ratten hatten. Sie seien weniger ängstlich als solche, die alleine in ihrem Kasper-Hauser-Käfig ein trauriges Dasein fristen mussten, was den Synapsen gar nicht gut bekommen ist.

Die Analogie zwischen Tier und Mensch ist klar: Lehrer und Eltern sollten den Kindern so früh wie möglich ein farbenreiches, interessantes, herausforderndes Umfeld bieten, einen netten kleinen Abenteuerspielplatz, der verleihe den Kindern wie den Ratten Flügel, mit denen sie ins Paradies abheben könnten.

So „wird ein Neuromythos" geboren, kommentiert die OECD nüchtern und moniert, es gehe hier um voreilige Schlussfolgerungen und Verallgemeinerungen, auch um eine gefährliche Analogie zwischen der Lernleistung von Kindern und der von Ratten und Mäusen. Bei der Anwendung der in derartigen Experimenten gewonnenen Erkenntnisse auf das menschliche Leben und die menschliche Entwicklung sei, so schreibt die OECD, „größte Vorsicht geboten". Viele gezogene Parallelen zwischen Tier und Mensch können sich „als irreführend, wenn nicht sogar gefährlich erweisen", wie sich im Rückblick oftmals zeige.

Auch die Neurowissenschaftlerinnen Sarah-Jayne Blakemore und Uta Frith vom University College in London kommen in ihrem Buch „Wie wir lernen. Was die Hirnforschung darüber weiß" zu dem ernüchternden Fazit, dass mit solchen Experimenten gar nichts bewiesen werde. Erstens könne man das Lernen von Ratten und Mäusen nicht auf Kinder übertragen, zweitens habe die reizreiche Laborumgebung bei den Experimenten von Greenough und Rosenzweig sowieso der natürlichen Umgebung wild lebender Nagetiere entsprochen.

Jede Ratte – falls sie das Glück hat, in einer Kanalisation zu leben, einem Ort, den sie ja von ihrer Natur her aussucht, ja aussuchen muss – hat ganz automatisch einen Abenteuerspielplatz zur Verfügung, bestehend aus verführerischen Gerüchen, viel Wasser, vielen Gängen, die allesamt den Hippocampus zum Wachstum animieren. Also sagt das Experiment nichts über die Wirkung zusätzlicher Stimulierungen aus, sondern nur über eine ganz „normale" Umwelt.

Der Entwicklungspsychologe Jerome Kagan stimmt mit in den Chor der Kritiker ein. Er hält es prinzipiell für falsch, die Intelligenz von Ratten, wie sie im Labor, im Labyrinth oder im Käfig gemessen werde, auf den Menschen eins zu eins zu übertragen. Man könne einen großen Teil menschlicher Handlungen nun mal nicht auf Bedürfnis und Lustgewinn reduzieren. Auch das ist noch einmal eine eindeutige Kritik an den Konditionierungsexperimenten.

Außerdem, so ist zu ergänzen, beziehen sich die Experimente mit deprivierten Kaspar-Hauser-Ratten und -Mäusen auf extrem reizarme Umwelten, die nun wirklich überhaupt keinerlei Stimuli bieten. Doch wo gibt es solche Bedingungen in der menschlichen oder auch tierischen Realität? Sie kommen ebenfalls nur in der künstlichen Laborsituation vor.

Letztlich geht es bei den Tierexperimenten ausschließlich um Quantitäten: um mehr Synapsen, mehr Dendriten, aber nicht um Qualitäten. Es ist nämlich in Bezug auf den Menschen überhaupt noch gar nicht eindeutig bewiesen, dass es einen Zusammenhang gibt zwischen mehr Synapsen, mehr Intelligenz, besseren Lernleistungen und einer stimulierenden Umgebung. Der Mensch verhält sich und lernt auf viel komplexere Weise als eine Ratte auf ihrem Abenteuerspielplatz.

Ich habe einen Bekannten mit einem sehr hohen IQ, der im Fach Mathematik überdurchschnittlich gut ist. Ein anderer ist ein wahres Sprachgenie und kann mühelos zwei Fremdsprachen flüssig sprechen. Sowie ich weiß, hatten beide keinerlei besondere Förderung vom Elternhaus erfahren. Es handelt sich in beiden Fällen bei den Eltern um Nicht-Akademiker. Und als sie Kinder waren, verfügten meine Bekannten in den ersten Lebensjahren auch über keinerlei besonders stimulierende Umgebung. Sie beschäftigten sich wie ich mit Lego und Bauklötzen und gingen nachmittags in den Wald, um Räuber und Gendarm zu spielen. Trotzdem wurden sie dann auf bestimmten Gebieten Meister aller Klassen.

Umgekehrt habe ich viele Freunde aus sehr begüterten Elternhäusern, die in ihrer Kindheit alles hatten, was man sich so wünscht: einfühlsame Eltern mit akademischer Ausbildung, die ihre Sprösslinge förderten, wo und wann sie nur konnten, Kinderzimmer voller Spielzeug. Doch als junge Erwachsene fielen sie nicht durch besondere kognitive Leistungen auf, sie waren und sind in jeder Hinsicht durchschnittlich. Mit erhöhter Synapsendichte aufgrund einer gewissen Umweltstruktur ist das wohl kaum zu erklären, schon eher mit genetischen Faktoren.

Die Meeresschnecke im Klassenzimmer

Und nun wenden wir uns einem Tierchen zu, das ebenso berühmt geworden ist wie sein dazugehöriger Wissenschaftler, der für seine Experimente den Nobelpreis für Medizin und

Physiologie erhalten hat. Es handelt sich um die Meeresschnecke Aplysia californica und den US-amerikanischen Neurowissenschaftler Eric R. Kandel. Er und seine Kollegen führten mit der Schnecke bahnbrechende Versuche durch, mit denen zum ersten Mal gezeigt werden konnte, dass Umweltreize und Lernen zu Veränderungen an den Synapsen führen und dass sich das Fortbestehen solcher Veränderungen auf das Gedächtnis auswirkt. Die Meeresschnecke ist sehr geeignet für solche Experimente, weil sie nur wenige Neuronen besitzt, also ein einfaches, übersichtliches biologisches System darstellt.

Kandel und Kollegen trainierten die Schnecke. Sie berührten den weichen Körper mit Sonden, und die Schnecke zog ihre Fühler oder ihr Atmungsorgan ein. Die Forscher haben es dabei mit elementaren Formen des Lernens und der Gedächtnisbildung zu tun: mit der Gewöhnung, im Fachjargon heißt das Habituation, der Sensibilisierung und Konditionierung. Während der Meeresschnecke ein bestimmtes Verhalten eingeübt wurde, konnten die Forscher gleichzeitig Veränderungen an den Synapsen nachweisen. Lernen und Gedächtnisbildung hat – so die Erkenntnis – mit Verstärkung oder Abschwächung synaptischer Verbindungen zu tun. Kandel schuf als einer der ersten das biochemische neuronale Modell für einen primitiven Lernprozesses und eine primitive Gedächtnisbildung.

Mittlerweile kriecht Aplysia californica auch durch deutsche Klassenzimmer. Diejenigen Hirnforscher, die sich mit Lernprozessen beschäftigen, definieren im Anschluss an Kandel Lernen als Veränderung synaptischer Verbindungen und ziehen daraus ihre Schlüsse auch für das schulische Lernen (siehe Kapitel 7), woraus sich ein ähnliches Problem wie mit den Ratten-Experimenten ergibt. Es ist nämlich fraglich, ob Schülergehirne mit Schneckenneuronen gleichzusetzen sind.

Der Marburger Philosoph Peter Janich, einer der schärfsten Kritiker von neurowissenschaftlichen Experimenten mit einfachen Organismen, die auf den Menschen übertragen werden, schreibt über Kandels Schnecke: „Objektsprachlich lebt der Vergleich von Schnecke und Mensch bezüglich gewisser Gleichheiten ihrer Neurone von einem Reflexionsdefizit."

Damit ist gemeint: Das Substantiv „Mensch" ist nicht nur Synonym für einen bloßen Körper oder Organismus wie „Schnecke", den man etwa mühelos konditionieren könne, sondern viel mehr. Das Substantiv „Mensch" ist eine „Abkürzung" für eine offene, wandelbare, weil durch Kultur und Geschichte sich ständig ändernde Liste von psychischen, emotionalen, geistigen Qualitäten, was ja wohl für eine Schnecke kaum gelten dürfte.

Eine Schnecke ist eine Schnecke, eine Ratte ist eine Ratte, und der Mensch ist eingebunden in eine historische und kulturelle Welt. Er kann sich an kulturellen Konzepten, Ideen und Verhaltensmustern orientieren. Er kann neues Wissen aufnehmen, damit alte Einsichten über die Welt und seine Mitmenschen korrigieren, er kann sich neue Fähigkeit aneignen und sich dadurch verändern. Er kann ein Buch lesen, so begeistert und innerlich aufgewühlt sein, dass er sein bisheriges Leben in entscheidenden Punkten verändert. Menschliches Erleben und Lernen ist eingebunden in diese Dynamik des Lebens, darauf verweist Janich.

Obwohl das erkenntnistheoretische und auch methodologische Problem bekannt ist, das entsteht, wenn man aus Tierversuchen voreilige Schlussfolgerungen für das Lernen und Sozialverhalten des Menschen zieht, blicken viele Hirnforscher und auch einige Pädagogen voller pädagogischem und aufklärerischem Engagement gebannt auf das Tier. Als wären wir Menschen auf dem neuronalen und damit „kognitiven" Stand von Mäusen, Ratten und Schnecken stehengeblieben.

Die Beispiele zeigen: Jedes neurowissenschaftliche Tierexperiment hat seine Defizite und Paradoxien, deshalb ist es als vorläufig zu betrachten. Auch die OECD kommt gerade in Bezug auf die leichtfertige Übertragung von Experimenten mit Tieren auf schulische Lernprozesse zum Schluss:

- Die Ergebnisse zu ein und demselben Thema können je nach methodologischen und theoretischen Erwägungen voneinander abweichen.
- Das Umfeld eines Labors ist nicht unbedingt der geeignete Ort, um eine bestimmte Kompetenz zu testen, da es unnatürlich und künstlich ist.
- Eine einzige Untersuchung kann nicht die Wahl einer bestimmten Strategie im Klassenzimmer rechtfertigen.
- In der Populärpresse werden Artikel zum Thema Gehirnforschung oft zu stark vereinfacht, um die größtmögliche Zahl von Menschen anzusprechen; hier liegen auch fast alle Fehlinterpretationen und Missverständnisse über die Wissenschaft begründet.

Gedankenleser

Noch komplizierter wird es, wenn es um neurowissenschaftliche Experimente mit dem Menschen geht. Er ist – wie in Kapitel 1 ausgeführt – kein Automat, der sich mühelos den engen Vorschriften, die ein Experiment enthält, anpassen lässt. Aufgrund seiner Flexibilität und Komplexität ist er eine Fehlerquelle, und zwar wegen seines Gehirns. Es verändert sich nämlich ständig (siehe die Plastizitätstheorie im nächsten Kapitel), auch und gerade während eines Experiments. Dadurch produziert es möglicherweise Verhaltensweisen, die eigentlich ausgeblendet werden sollen.

Neurowissenschaftliche Experimente beruhen auf der Reproduzierbarkeit, die ist ein ganz wichtiges Element. Ich lasse einen Stein von einem Turm fallen und kann genau angeben, wann und mit welcher Geschwindigkeit er auf der Erde aufprallen wird. Meine Beobachtung und Messung können vom Forscher X oder Y unter denselben Bedingungen beliebig oft wiederholt werden. Die Reproduzierbarkeit garantiert, dass ein Experiment nicht auf irgendwelchen subjektiven Faktoren des jeweiligen Experimentators basieren. Nur: Menschen sind keine Naturgegenstände wie Steine.

John-Dylan Haynes vom Max-Planck-Institut für Kognitions- und Neurowissenschaften in Leipzig führte folgendes Experiment durch: Er präsentierte den Teilnehmern zwei Farbmuster, die sich nicht zu einer Farbe vermischen, sondern mal als die eine, mal als die andere wahrgenommen werden. Diesen zugleich bewusst wahrgenommenen Wechsel der Farbmuster konnte Haynes mit einer sehr hohen Wahrscheinlichkeit durch bestimmte Aktivierungsmuster im Gehirn voraussagen. So weit, so gut!

Der Wissenschaftshistoriker Michael Hagner von der ETH Zürich bringt die Reproduzierbarkeit ins Spiel und stellt die entscheidende Frage: Lässt sich das Experiment wiederholen? Das ist eine sehr gute Frage, denn der Mensch ist ja im Gegensatz zum Stein ein lernendes Wesen, das sich beim zweiten Versuchsdurchlauf anders als beim ersten verhalten dürfte, beim dritten anders als beim zweiten. Er ist ein variables Versuchsobjekt.

Hagner ist deshalb auch bezüglich des Experiments von Haynes skeptisch. Bei jeder neuen Sitzung mit demselben Versuchsteilnehmer veränderten sich dessen neuronale Aktivitätsmuster, und daraus resultierten dann wohl keine konsistenten Aussagen mehr. Der Mensch verhält sich selten so, dass Experimente mit ihm eindeutige Ergebnisse zutage fördern. Wenn er zum Beispiel eine besondere Vorliebe für ein Farbmuster hat, beeinflusst das das Ergebnis, ebenso, wenn er sich schlecht fühlt, gestresst ist, eigentlich keine Lust hat.

Der Versuchsleiter muss sich bei neurowissenschaftlichen Experimenten mit Menschen prinzipiell auf mindestens zwei

Dinge verlassen können. Erstens: Sie verändern sich nicht auf unvorhersehbare Weise. Zweitens: Sie sind verlässlich und wahrhaftig, lügen den Versuchsleiter nicht an, wenn sie ihm Auskünfte nach dem Schema erteilen müssen: „Ich habe gerade das gemacht und hatte das Gefühl", oder: „Ja, ich habe gerade die Farbe Blau gesehen."

Schwierig wird es auch bei konkreten Instruktionen, die oft genug im Mittelpunkt der Experimente stehen. Der Versuchsleiter sagt wie beim Libet-Experiment im ersten Kapitel: „Sie sollen jetzt einen Knopf drücken und sich den Zeitpunkt Ihres Entschlusses dazu merken", oder: „Ich lese Ihnen nun zwei Geschichten vor, welche gefällt Ihnen besser?", oder: „Sie lösen nun eine Rechenaufgabe, passen Sie bitte auf!"

Das erkenntnistheoretische Problem, das damit verbunden ist, kann man so formulieren: Es wird schon durch die Instruktion eine bestimmte Geistestätigkeit ins Auge gefasst, die eigentlich erst mittels Neuronentätigkeit experimentell gemessen werden soll. Ohne diese Instruktion könnte der Hirnforscher nichts weiter „sehen" als irgendein Feuern im Neuronendickicht. Die Instruktion nimmt also in gewisser Weise das Ergebnis vorweg.

Artefakte im Experiment

Die geschilderten Probleme laufen auf zwei erkenntnistheoretische Kernfragen hinaus: Was erfasst ein Neurowissenschaftler eigentlich mit seinen Experimenten? Bildet er die Natur und ihre Gesetzmäßigkeiten objektiv ab? Das zumindest denkt der Laie: Er sieht den Hirnforscher im Dienste einer aufklärerischen Arbeit, die der Natur des Gehirns nach und nach auf die Schliche kommt. Bei dieser Entdeckung spielen subjektive Meinungen eine untergeordnete Rolle. Der Hirnforscher gilt wie jeder Naturwissenschaftler als Medium eines objektiven Erkenntnisprozesses. Das Gehirn entdeckt sich dabei selbst als quasi zweite Natur. Und das ist ein Mythos!

Der Philosoph Janich kritisiert in diesem Zusammenhang: Über das „Hirn, seine Teile, zelluläre Bausteine und Funktionen“ wird „gerade von den Fachleuten mit einer Selbstverständlichkeit gesprochen, als handelte es sich dabei um Dinge und Vorgänge, die so einfach und natürlich zugänglich sind wie Kiesel am Flussufer oder wie ein Sonnenuntergang“. Das aber sei eine Illusion. Eine Nervenzelle sei kein Naturgegenstand – wie immer wieder suggeriert werde –, sondern ein technisch präpariertes und isoliertes „künstliches Objekt“. Und ein Experiment sei ein technischer Prozess, der Artefakte hervorbringe und keine objektive Natur abbilde.

Dieselben Argumente finden sich auch bei Michael Hagner wieder, der sie zu einer Kritik an den Hirnbildern ummünzt, die ja bei den Experimenten gewonnen werden und die Ergebnisse veranschaulichen sollen. Es gehe auch da nicht um ein simples Abbilden neuronaler Vorgänge und Strukturen, sondern um einen Herstellungsprozess, an dessen Ende Kunstprodukte stünden, was die angebliche Evidenz der Bilder von Hirnregionen, die man fast täglich in einschlägigen Fachzeitschriften bewundern kann, unterschlage.

Bunte Bilder vom Hirn – das fMRT-Verfahren

Die funktionelle Magnetresonanztomografie hat sich als wichtiges Instrument für neurowissenschaftliche Experimente etabliert. Mit dieser Technik ist es möglich, die beim Fühlen, Denken oder Handeln aktivierten Gehirnareale darzustellen, ohne den Probanden vorher ein Kontrastmittel spritzen zu müssen. fMRT misst die minimale Erhöhung der Durchblutung in einer bestimmten Hirnregion, in der mehr mit Sauerstoff angereichertes Blut vorhanden ist. Das lässt sich dann mit erhöhter neuronaler Aktivität korrelieren. Wo Neuronen kräftig feuern, wird auch mehr Sauerstoff verbraucht.

fMRT basiert auf folgenden physikalischen Gesetzmäßigkeiten: Desoxygeniertes Blut ist magnetisch, oxygeniertes nicht. Im Scanner werden sehr starke Magnetfelder aufgebaut, sie richten die Atome in eine bestimmten Richtung aus, so dass sie in Reih und Glied stehen, wie eine Armee. Dann wird ein Störsignal gesendet, die Atome geraten kurz aus dem Takt, schwingen dann wieder in die vorherige Ordnung zurück. Genau bei diesem Zurückschwingen senden sie Radiosignale aus, die man messen kann. Die Daten werden dann durch komplizierte mathematische Operationen in ein Aktivitätsmuster verwandelt.

Die funktionelle Magnetresonanztomografie ist ein Verfahren, das viele Probleme mit sich bringt und daher hohe technologische und methodologische Anforderungen an den Forscher stellt. Erstens wird die neuronale Aktivität nicht direkt gemessen, sondern nur aus Änderungen des Blutflusses geschlossen. Zweitens sind immer viele Wiederholungen der Experimente nötig, weil die gemessenen Effekte äußerst klein sind und von vielen Störfaktoren überlagert werden können.

Stellen Sie sich vor, Sie würden im Radio einen Sender nur sehr schlecht empfangen können. Eigentlich rauscht es nur. Im Hintergrund hören Sie aber ganz leise Fetzen einer Melodie, und die müssen Sie rekonstruieren. Genauso ist es beim fMRT-Verfahren. Nur ein bis zwei Prozent der Signale sind die, die die Forscher eigentlich interessieren. Fast 99 Prozent gehen aufs Konto des Rauschens und sonstiger Störungen. Deshalb sind bei jedem Experiment viele Versuchsdurchläufe notwendig. Durch komplizierte statistische Rechnungen wird dann ermittelt, wann eine Gehirnaktivität mit großer Wahrscheinlichkeit auf den dargebotenen Reiz (ein Bild, ein Wort, ein Gesicht) zurückzuführen ist (siehe Häusel).

Außerdem muss der Versuchsleiter zwischen den Reizdarbietungen das Gehirn des Probanden immer wieder auf einen Nullzustand herunterfahren, weshalb ein einziger Versuchsdurchgang bis zu sechzig Minuten beansprucht. Da stellt sich wieder die Frage, ob sich ein Proband angesichts so vieler Durchläufe nicht ständig verändert.

Auf ein weiteres Problem macht Hagner besonders aufmerksam: Zwar gebe es eine Korrelation zwischen Durchblutung und Nervenaktivität, aber es komme immer wieder zu zeitlichen Verzögerungen: Es dauere etwa drei bis acht Sekunden, bis eine Hirnregion mit frischem Sauerstoff versorgt sei. Initial komme es sogar zu einer Verminderung des oxygenierten Blutes, weil es von den Nervenzellen sofort verbraucht werde. Nach einigen Sekunden stehe dann eventuell mehr oxygeniertes Blut zur Verfügung, als die Neuronen tatsächlich bräuchten.

Außerdem ist manchmal die Zuordnung einer kognitiven Tätigkeit zu einem Gehirnareal sehr schwer. Wenn sich Versuchspersonen etwa die Zahlenreihe 9 11 01 13 einprägen müssen, macht das der eine Proband so: Er denkt an den 9.11.2001 und an die Unglückszahl 13. Der andere lernt einfach die Zahlen auswendig. Der Hirnforscher bekommt für die Lösung einer Aufgabe zwei Untersuchungsergebnisse, weil jeweils unterschiedliche Areale aktiviert waren. Beim ersten Probanden ist garantiert sein episodisches Gedächtnis mit aktiviert, weil er sich an diesen Schreckenstag und seine Erlebnisse erinnert, beim zweiten Teilnehmer wird diese Region weniger oder gar nicht aktiviert sein.

Wenn die Forscher mit der Frage konfrontiert werden, wie verschiedene Systeme im Gehirn zusammenspielen, wird es noch komplizierter. Nehmen wir an, bei einem Versuch leuchten im Gehirn des Probanden zwei Areale auf, zum Beispiel die linke und rechte Gehirnhälfte. Wie muss man das interpretieren? Links und rechts arbeiten zusammen, jedes System arbeitet für sich, also nur parallel, links unterstützt rechts, rechts hemmt links?

Diese Probleme kann der Neurowissenschaftler nur mit Hilfe mathematischer statistischer Berechnungen und ebenso komplizierter Apparate wie dem Computer in den Griff bekommen. Sie transformieren die natürlichen Vorgänge im Gehirn in mathematische Strukturen, die dann zu Bildern umgeformt werden. Dabei hat jedes Labor – wie der Ulmer Hirnforscher Spitzer einräumt – seine eigene Kultur, seine Sitten und Gebräuche: Routinen der Stimulus-Präsentation, Methoden der Datenverarbeitung usw. Deshalb kann man nicht einfach ein Experiment, das in New York durchgeführt wurde, in Deutschland eins zu eins wiederholen.

Der Laie ist fasziniert von den bunten Gehirnbildern und denkt auf naive Weise, so sieht nun mal der menschliche Geist bei der Arbeit aus. Nur: Es ist nicht der Geist, der da arbeitet, sondern der Sauerstoff, der angeblich diesen Geist veranschaulicht. Und es ist auch nicht unbedingt ein geistiger Zustand, den man direkt messen kann. Es kommt immer auf die jeweilige Interpretation der gewonnenen Daten durch den Forscher an. Er muss entscheiden, ob er linke und rechte Hirnhälfte zusammenarbeiten lässt oder nicht. Er muss das Ergebnis des Experiments deuten, und zwar anhand seiner Erfahrung, seines Wissens und auch Nichtwissens.

Technische Instrumente sind aufgrund solcher Schwierigkeiten nicht nur „stumme Labordiener“, schreibt Hagner resümierend, sie erhalten erst durch mühsame Anpassungsschritte ihre experimentelle Bedeutung. Und die Objekte, die man analysieren möchte, werden durch „Manipulations- und Repräsentationsverfahren“ erst in relevante Objekte verwandelt. In Wahrheit sieht der Forscher im Gehirn rein gar nichts, es herrscht dort absolute Dunkelheit. Bilder vom Gehirn sind komplizierte technische Übersetzungen und kein „wirkliches Abbild“ (Nützel & Andrich).

Der Geist fiel nicht vom Himmel – so lautet ja die neue Maxime der Hirnforschung. Aber wo hat er sich im Gehirn nun versteckt? Offenbart er sich in erhöhter Durchblutung, im Aktionspotenzial der Basalganglien, scheint er in den wenigen Neuronen der Meeresschnecke von Kandel auf oder im Dopaminausstoß der Nager von Henning Scheich? Wir wissen einiges über die neuronalen Funktionen im Gehirn, aber das meiste bleiben „Oberflächenphänomene“ (Hagner). Genauso wie die ästhetisch sicher faszinierenden computergenerierten Bilder vom Gehirn mit den farbigen Flecken, die irgendeine Aktivität und irgendein Areal bezeichnen.

Wie sehr man es bei der modernen Hirnforschung mit „Oberflächenphänomenen“ zu tun hat, verdeutlicht ein Artikel aus einem Fachmagazin. Unter der Überschrift „Hirnforscher erkunden das Ich“ wird wieder viel versprochen, die Ausführungen sind dann doch sehr dürftig. Der geneigte Leser erfährt, dass für das eigene Körperempfinden ein neuronales Areal namens Insula zuständig ist. Und komplexe kognitive Aspekte des Selbst spiegelten sich im medialen präfrontalen Kortex wider.

Bei dem dazugehörigen Experiment sollten die Teilnehmer beurteilen, wie gut eine Reihe von Adjektiven auf sie persönlich oder auf eine ihnen bekannte Person zutraf. Konnten sie die Adjektive auf sich selbst beziehen, fiel die Aktivität der genannten Frontalhirnregion stärker aus. Ergo: Das Ich- und vielleicht auch Selbstbewusstsein könnten in dieser Region versteckt sein, nur, was für ein Konzept von Selbstbewusstsein steht hinter dem Experiment?

Offenbar eins der Selbstbezüglichkeit: Ich bin mir meiner selbst bewusst, meines Körpers, meiner Gefühle, Vorlieben, Abneigungen. Das ist nur leider eine äußerst vereinfachende Sicht auf so etwas komplexes und immer noch rätselhaftes wie das Ich- und Selbstbewusstsein. Das erschöpft sich wohl kaum erstens in einem Körpergefühl und zweitens in der Fähigkeit, irgendwelchen Wörtern einen persönlichen Bezug zu verleihen. Es ist – wie der Tübinger Bewusstseinsphilosoph Manfred Frank im zweiten Kapitel sagt – eine präreflexive Selbstbezüglichkeit, ein eher unfassbares Gefühl der Identität, das alle geistigen, psychischen und physischen Zustände untrennbar begleitet und das nicht restlos zu objektivieren sein dürfte.

Es ist deshalb die Frage, ob das erwähnte Experiment auch nur im Ansatz an diese komplexe Struktur überhaupt heranreicht.

Was das Beispiel mit dem Experiment zum Selbstbewusstsein auch noch einmal sehr gut dokumentiert: Der Hirnforscher kann nur auf sehr beschränkte Weise das Zusammenspiel verschiedener komplexer Vorgänge analysieren. Er hat es immer nur mit einzelnen Teilen zu tun, nicht mit dem Ganzen.

Mit diesen Grenzen ist die Hirnforschung ständig konfrontiert. Sie zerstückelt einen Prozess in einzelne Funktionseinheiten und vermag diese kaum zu einem sinnvollen Ganzen zusammenzufügen. Wenn ich Literatur lese, dann hat dieser Vorgang mit dem Entschlüsseln der Bedeutung von Sätzen zu tun, mit Emotionen, die ich in die Geschichte hineinlege, mit früheren autobiografischen wichtigen Erfahrungen, die in mir wieder hochkommen, mit Reminiszenzen an andere Bücher oder an bekannte Motive der Literaturgeschichte. Ich kenne bislang kein neurowissenschaftliches Experiment, das diesen Vorgang als Ganzen rekonstruieren und beschreiben kann.

Es kann also durchaus sein, dass man als Hirnforscher niemals das neuronale Ganze in seiner Komplexität fassen kann, weil das Gehirn grundsätzlich immer mehr als die Summe seiner Teile, seiner Funktionseinheiten ist. Das nehmen viele Philosophen und sogar auch Neurowissenschaftler an. So wie man ein Bild von Franz Marc oder Dalí nicht auf die Frage reduzieren kann, welche Farben die Künstler wie angerührt haben, wie viel Gramm Zinnoberrot sie mit wie viel Gramm Weiß vermischt haben, um einen bestimmten optischen Effekt zu erzielen, den man mit physikalischen Gesetzmäßigkeiten beschreiben kann, so kann man das Gehirn auch nicht auf seine chemisch-physikalischen Funktionseinheiten reduzieren. Das Ganze ist mehr als die Summe der Teile. Das Bild von Marc ist mehr als Farbmischungen, das Gehirn mehr als Biochemie, der Mensch mehr als seine Neuronen und einzelne Gehirnareale.

Chaos im Kopf

Angesichts der Experimente der Hirnforscher zu Selbstbewusstsein, Freiheit, Emotion, Lernen wurde in den letzten Jahren auch ein Theorie aktualisiert, die ihre Blütezeit in den Achtzigerjahren des vorigen Jahrhunderts feierte und dann irgendwie an den Rand gedrängt wurde. Es handelt sich um die gute alte Chaostheorie.

Philosophen und Physiker heben warnend den Zeigefinger und sagen, Hirnforscher würden oftmals die Eigenschaften chaotischer Systeme nicht genügend berücksichtigen. Vorgänge in atomaren und subatomaren Dimensionen ließen sich nicht mehr exakt vorhersagen, bestimmen und analysieren, sie führten in Bereiche, in denen man die Exaktheit vergessen könne. In diesen Dimensionen regiere anstelle schnörkelloser Nüchternheit das Chaos, was gerade für das Gehirn mit seiner unvorstellbaren Komplexität gelte. Insofern dürfe man nicht vorschnell in irgendwelchen Experimenten die Freiheit ad absurdum führen oder das Selbstbewusstsein dingfest machen. Wer kann schon wissen, welche Geheimnisse das chaotische neuronale Universum in sich trägt, um die Forscher immer wieder aufs Neue zu überraschen.

Die chaotische Komplexität lässt sich mit großen Zahlen eindrucksvoll belegen: Bei der Geburt eines Menschen befinden sich in dessen Kopf 100 000 000 000 Nervenzellen, der größte Teil von ihnen hatte sich schon nach der ersten Hälfte der Schwangerschaft gebildet. Anders gesagt: Der Körper hat bis zu diesem Zeitraum in jeder einzelnen Minute zwischen einer viertel und einer halben Million Nervenzellen gebildet. Und dann gibt es ja noch die Kontaktstellen zwischen den Neuronen.

Jede Zelle verfügt dabei über 10 000 solcher Andockpunkte. Also: Bei 100 000 000 000 Nervenzellen und 10 000 Verbindungsmöglichkeiten kommt man auf ca. 100 Billionen bis 1 Billiarde Synapsen im Gehirn eines Erwachsenen. Um diese Synapsen zu zählen, bräuchte man 10 bis 100 Millionen Jahre (diese Rechenakrobatik habe ich zitiert nach Andrich & Nützel). Parallel dazu gibt es dann noch verschiedene Zustände der Zellen, je nachdem, ob sie gehemmt oder erregt werden.

Wissenschaftler glauben, dass die Anzahl der möglichen Zustände im Gehirn größer sei als die Anzahl der Moleküle im gesamten Universum. Da ist in der Tat Skepsis angesagt, ob man jemals dieses Universum im Kopf vollständig erfassen kann.

Der Mythos der Objektivität

Wenn es um die Kommunikation von Hirnforschern mit der Öffentlichkeit und den Medien geht, werden solche Aspekte nicht berücksichtigt. Es wird immer wieder der Eindruck erweckt, mittels Experiment könne man die objektive Natur des Gehirns oder einen geistigen Zustand darstellen. Der Neurowissenschaftler versetzt sich damit in die Lage, von einem archimedischen, fast außerweltlich-objektiven Standpunkt aus die neuronalen Prozesse adäquat beschreiben zu können. Er gerät dabei in das Fahrwasser einer alten Dichotomie, der zwischen Kultur und Natur. Die objektive Natur offenbart sich am Gehirn und seinen neuronalen Aktivitäten. Daraus lassen sich dann auf überzeugende Weise Imperative, die etwa für die Schule oder die Gesellschaft insgesamt gelten sollen, ableiten. Kultur ist nebensächlich, ist sie doch eine Sphäre, in der Weltanschauungen und bloße Meinungen verhandelt werden.

Es ist interessant, wenn der Ulmer Hirnforscher Manfred Spitzer, der mit seinem Buch „Lernen“ zum Bildungsguru der Nation aufgestiegen ist, nicht müde wird, die unkorrumpierbare Objektivität seiner Disziplin zu unterstreichen. Er macht das am Beispiel der Medizin deutlich: Die moderne Medizin sei deshalb so erfolgreich, weil sie auf der Naturwissenschaft beruhe: „Wer versteht, wie ein Motor funktioniert, kann ihn auch besser reparieren.“ Und: „Nur durch Wissenschaft wird (...) aus Meinungen und subjektiven Erfahrungen gesichertes Wissen und folgerichtiges Handeln.“ Der Vorteil der naturwissenschaftlich geprägten Medizin, der „Evidence-based Medicine“, bestehe darin, dass sie nicht darauf beruhe, was irgendein Experte meine, sondern darauf, „was wir gesichert wissen“: Studie Y zeige signifikant, Medikament X helfe am besten.

Da ist sie wieder, die Dichotomie von Natur und Kultur. Die Naturwissenschaft beruft sich auf reproduzierbare Experimente, sie sagt: „Experiment X hat gezeigt, dass ...“ Die Kultur basiert – so muss man Spitzer wohl verstehen – demgegenüber auf Meinungen: „Wir Pädagogen glauben, dass ...!“ Also haben nach dieser Lesart Legionen von Pädagogen, Didaktikern und Erziehungswissenschaftlern mit den Kindergehirnen jahrhundertelang herumexperimentiert, ohne gesichertes Wissen, dafür mit ungesicherten Thesen und Konzepten, die sie sich daheim am Schreibtisch ausgedacht haben. Wie man das als Geisteswissenschaftler eben so macht.

Und dann wurde eine Sau nach der anderen durchs pädagogische Dorf getrieben: mal die behavioristische, dann die konstruktivistische, mal die antiautoritäre Sau, dann wieder die autoritäre. Fröhlich wurschtelte man vor sich hin, und jetzt endlich kommen harte Naturwissenschaftler und reden von beweiskräftigen Experimenten. Dass auch Erfahrungswissen auf bestimmte Art und Weise gesichert sein kann, wird unterschlagen. Dass auch ein Lehrer, wenn er zehn Jahre unterrichtet hat und Erfahrungen über gute und weniger gute Strategien sammeln konnte, über so ein Wissen verfügt, wird ausgeklammert.

Abgesehen davon, dass es ein Hirnforscher nicht mit Motoren zu tun hat, die es zu reparieren gilt, scheint Spitzer mit seinem unbedingten Glauben an das vermeintlich objektive Wissen und die objektiven Methoden der Naturwissenschaften über das Ziel hinauszuschießen. Der Philosoph Peter Janich sieht in solcher Argumentation jedenfalls eine „Vulgärmetaphysik" am Werk, die auf dem naiven „Glauben an eine menschenunabhängige Naturgesetzlichkeit" beruhe, die man im Experiment eins zu eins abbilden könne.

Die eben aufgeführten Beispiele verdeutlichen, die behauptete wissenschaftliche Objektivität ist oftmals ein Mythos: nicht nur, weil viele Neurowissenschaftler Experimente anderer Forscher gemäß eigener Ziele, Schwerpunkte und Perspektiven immer wieder neu interpretieren, sondern auch, weil das Experiment per se nicht die Natur abbildet, sondern ein Kunstprodukt konstruiert, das erst im Horizont kultureller Theorien und Wertvorstellungen zu interpretieren ist. Ohne Kultur bleibt die Natur so stumm und eindimensional wie ein Stein oder eine Schnecke.

Schrauben Sie doch mal Ihren Computer auf!

Ich bin skeptisch, wenn ich diese ganzen Experimente vor meinem geistigen Augen Revue passieren lasse. Mir fällt dann immer folgende Analogie ein:

Ich schraube meinen Computer auf, weil ich unbedingt wissen will, wie der funktioniert. Dann fahre ich die Textverarbeitung hoch. Vorher habe ich an allen möglichen Stellen im Computer Fühler angebracht, die die elektrischen Impulse messen. Und nun sehe ich, dass ein ganz bestimmter Bereich aktiv ist. Ich kann sagen, hier sitzt also die Textverarbeitung. Und weiter?

Ich werde weiter messen und dann vielleicht sagen können: Also, wenn ich einen Text eingebe, ist dieser oder jener Bereich aktiv. Gut und schön. Weiß ich dann aber auch, was es heißt, Textverarbeitung zu betreiben, was es heißt, Wörter so aneinanderzureihen, dass ein Sinn entsteht, dass es zu wahren und falschen Aussagen kommt? Wohl kaum.

Der Hirnforscher befindet sich in derselben Situation. Er kann mit seinen Experimenten Bereiche im Gehirn lokalisieren, eingrenzen, funktional beschreiben. Bevor er aber ein Experiment zur Willensfreiheit oder zur Sprachverarbeitung durchführt, muss er ein bestimmtes Konzept von Freiheit, freien Handlungen und Sprechakten schon zugrunde gelegt haben, sonst sieht er gar nichts, lediglich ein unbedeutendes Aktionspotenzial in irgendwelchen Gehirnarealen.

Hirnforscher sind sprechende und argumentierende Subjekte, eingebunden in eine Tradition und Kultur, in der sie stehen. Das setzt ihrer Objektivität Grenzen. Bevor sie Reue, Scham, Glück oder eine vernünftige Argumentationsfigur im Gehirn aufsuchen wollen, müssen sie zuerst einmal wissen, was ihre Kultur darunter versteht. Sie müssen interpretieren. Und weil Interpretationen abhängig sind von subjektiven Perspektiven, ist genau das eine Ursache dafür, warum die Gemeinde der Hirnforscher höchst heterogen ist.

Plädoyer für Bescheidenheit, einen Dialog und Misstrauen

Die Hirnforschung und deren Experimente stehen noch am Anfang. Bescheidenheit wäre die adäquate Geste, Bescheidenheit wegen des Wissens um die Grenzen der experimentellen Arbeit. Und natürlich: Jeder seriöse Neurowissenschaftler kennt diese methodischen Probleme, aber er vermittelt sie zu wenig der interessierten Öffentlichkeit.

Der Bremer Hirnforscher Gerhard Roth sagt ganz eindeutig: „Die Hirnforschung hat anders als Physik und Chemie für sich bisher keine grundlegende Methoden- und Begriffskritik durchgeführt. Hier war sie bisher zu jung und zu vielfältig in ihren Methoden und Gegenständen." Das ist erfrischend offen und wird von Fachmagazinen und der Presse viel zu selten reflektiert. Die angemahnte Methoden- und Begriffskritik kann und sollte sich im Dialog mit Philosophen, Kulturwissenschaftlern und Wissenschaftshistorikern entfalten.

Also seien Sie misstrauisch, wenn ein Hirnforscher, ein Wissenschaftsjournalist, ein Buchautor an Sie mit der Attitüde der Objektivität herantritt und auf lauter Experimente verweist, die angeblich irgendetwas bewiesen hätten. Seien Sie misstrauisch, wenn es wieder mal heißt: „Neurowissenschaftler haben das Geheimnis der Black Box Gehirn entschlüsselt." Solche Verzerrungen hat diese faszinierende Wissenschaft nicht verdient.

7. Neuromythos – Mehr ist immer besser?

„Ein ungeübtes Gehirn ist schädlicher für die Gesundheit als ein ungeübter Körper."
George Bernard Shaw

Unser Gehirn ist ohne Zweifel ein wundersames Organ. Es ist – wie die neue Theorie lautet – ein Netzwerk (siehe Kapitel 3), das ohne Zentrum und Zentrale je nach Stimulus von außen oder innen situationsabhängig Neuronengruppen miteinander zu einer Sinfonie verbindet. Im Gehirn sitzt kein Dirigent, da thront kein Lenker, kein Fehlerkontrolleur und auch kein Mechaniker, und dennoch manövriert uns der Neuronenkosmos sicher durchs Leben. Meistens jedenfalls.

Und dann übt sich das Gehirn immer wieder in ungezügelter Verschwendungssucht. Es ist ein Hedonist und hat uns, wenn wir auf die Welt kommen, mit unzähligen Neuronen und synaptischen Verbindungen ausgestattet. Viele davon benötigen wir gar nicht, und deshalb lässt es viele davon einfach wieder absterben. Es könnte ja auch ganz anders verfahren: Mit jeder neuen Erfahrung könnte es genau die dazu passenden Synapsen und Neuronen erst anlegen, aber so funktioniert das Gehirn nicht. Der Überschuss garantiert Flexibilität: Wir Menschen können uns so an jede beliebige Umwelt anpassen und uns optimieren.

Use it or lose it!

Die Magdeburger Neurobiologin Anna Katharina Braun stellt fest: Bei der Geburt verfügt das menschliche Gehirn über fast alle Nervenzellen, die es braucht, um gut zu funktionieren. Die Areale, die Atmung und Herzschlag steuern, sind voll ausgebildet. Andere müssen sich noch entwickeln, zum Beispiel die Sinneszentren, die auf das Sehen, Hören und Tasten bezogen sind, die motorischen Zentren, zuständig für die Bewegungen, vor allem solche, die mit dem Lernen, dem Sozialverhalten und Emotionen zu tun haben.

Es geht dabei um „Optimierung“ – wie Braun das nennt. Um eine oft gebrauchte Analogie aufzugreifen, die leider nicht mehr stimmig ist, weil sie von vielen Erkenntnissen längst überholt wurde: Der Gehirn-Computer ist bei der Geburt fertig, für wichtige Funktionen muss aber noch die Festplatte formatiert werden.

Das geschieht – und hier sind wir wieder bei den Tierversuchen von Greenough und anderen Hirnforschern angelangt – mittels vielfältiger positiver Erfahrungen, die kognitive und emotionale Lernprozesse initiieren. Solche Erfahrungen hinterlassen im jugendlichen Gehirn Spuren, „Fußstapfen“. Sie wirken wie ein „Jungbrunnen“, weil sie neuronale Schaltkreise samt deren synaptischer Verbindungen optimieren. Dabei herrscht im Gehirn – so führt Braun aus – ein harter darwinistischer „Konkurrenzkampf“: Überzählige Synapsen, die nicht durch Erfahrungen stimuliert und gebraucht werden, werden aussortiert, sie gehen unter. Häufig genutzte und aktivierte überleben und werden mit der Zeit leistungsfähiger.

„Use it or lose it!“ heißt die berühmte Formel, oder: „Früh übt sich, wer ein Meister werden will!“ Es handelt sich um einen Entwicklungsprozess, bei dem der neuronale „Motor“ „getunt“, also auf „Höchstleistung frisiert“ wird (Braun). Deshalb müsse man – so die Schlussfolgerung vieler Neurowissenschaftler, die sich mit Lernprozessen beschäftigen – kleinen Kindern möglichst früh eine abwechslungsreiche, interessante und daher stimulierende Umwelt bieten, die die „Sterberate“ von Nervenzellen samt synaptischer Kontakte drastisch vermindere. Manfred Spitzer sagt, es komme auf die größtmögliche Menge an synaptischen Verbindungen an, was den Schluss nahelegt: je mehr, desto besser.

Neben dem „Use it or lose it!“ kursiert noch ein schöner Spruch in der Gemeinde der Hirnforscher und der Öffentlichkeit: „Neurons that fire together wire together.“ Je mehr ein einzelnes Neuron ein anderes aktiviert, desto fester wird die Verbindung zwischen den beiden. Neurowissenschaftler vermuten, damit dem Geheimnis des Lernens auf die Spur gekommen zu sein. Jeder erfolgreiche Lernprozess verstärkt dauerhaft die Wirksamkeit synaptischer Verbindungen. Nur so können sich prägnante „Fußspuren“ im Gehirn aufbauen, basierend auf gefestigten Verbindungen zwischen Neuronen, die sich synchronisieren und miteinander in Schwingung gebracht werden können. Der kanadische Neurophysiologe Donald Hebb formulierte diesen Mechanismus schon in den Fünfzigerjahren des vorigen Jahrhunderts. Er ging als Hebb'sches Postulat in die Lehrbücher ein. Man nennt diese Verstärkung, bezogen auf die biochemische Ebene, auch Langzeitpotenzierung = LTP (siehe Kapitel 6).

„Use it or lose it!“: Nutze deine synaptischen Verbindungen, stärke sie und erhöhe die Anzahl der Dendriten, oder lasse sie leichtfertig sterben! Diese Botschaft prangt mittlerweile menetekelhaft in Leuchtbuchstaben über Artikeln in den Medien, in der Ratgeberliteratur und – wie angedeutet – über vielen Konferenzen und Symposien zu Hirnentwicklung und Frühförderung.

Eine Seite im Internet verweist auf eine Tagung der Amerikanischen Gesellschaft zur Förderung der Wissenschaft in Denver, mit der dramatischen Überschrift: „Mangelnde Anregung lässt Zellen im jungen Hirn absterben.“ Im Text heißt es dann ebenso dramatisch: „Ohne Stimulation sterben Nervenzellen ab. Blutgefäße bilden sich zurück und Nervenfasern werden kürzer als gewöhnlich.“

Unter der Überschrift „Kluge Köpfchen“ wird im „Focus-Magazin“ nachdrücklich dafür geworben, dass kleine Kinder unbedingt aktiv Musik machen sollten. Das „optimiere“ das Zusammenspiel ihrer 100 Milliarden Gehirnzellen, frühe Erfahrungen formten das Gehirn nämlich wie Plastilin. Wenn abends der liebe Papa seinem geliebten Töchterchen ein Liedchen vorsinge, entstünden im Gehirn der Kleinen immer mehr „Quervernetzungen“ vom Ohr zum Hörkortex im Schläfenlappen. Das Singen lasse weiterhin die emotionalen Hirnareale des Sprösslings „reifen“.

Verwiesen wird bezüglich der Synapsenpflege durch Musik – fast immer handelt es sich komischerweise um klassische Musik – auf Studien wie die von Konstanzer Psychologen, die herausgefunden haben: Wer vom zwölften Lebensjahr an Violine oder Gitarre spielt, hat charakteristische Verbindungen in der Großhirnrinde. In einem Gebiet, das Meldungen von Muskeln, Haut und Gelenken bekommt, waren bei den jungen Musikern signifikant mehr Nervenzellen für die Finger der Greifhand zuständig als bei Menschen, die erst viel später anfingen zu musizieren. Das dazugehörige kortikale Areal werde durch fleißiges Üben um bis zu drei Zentimeter länger.

Die Neurobiologin Anna Katharina Braun ist beunruhigt: Wenn ein Kind zehn oder 16 Jahre alt sei, dann könne man Defizite nicht mehr ausgleichen, nicht nur das Lernen, auch die Verblödung fange gleich nach der Geburt an. Rainer Schlandry, Professor für Biologische Psychologie, votiert deshalb in einem Interview für „Kindergartenpädagogik online“ für eine fördernde Früherziehung. Die verbessere eindeutig die kognitive Entwicklung des Kindes. Frühes Lernen lege fest, wie viel Verarbeitungskapazität für bestimmte Lernbereiche im Hirn entwickelt werde. Je mehr das Kind durch Eltern und Pädagogen stimuliert werde, umso mehr Neuronen entwickelten sich. Schlandry träumt wahrscheinlich von Kitas, in denen von morgens bis nachmittags die Erzieherinnen Synapsenpflege betreiben. Für jedes neuronale Areal gibt es eine spezielle Lernumgebung und ein spezielles Lernarrangement.

In einem Ratgeber, der zeigt, wie das kindliche Gedächtnis

funktioniert, greift die Autorin die Metapher von den „Fußstapfen“ auf, variiert sie und schreibt von Erfahrungen, die im kindlichen Gehirn gut ausgebaute „Straßennetze“ hinterlassen würden. Auf denen könnten elektrische Impulse blitzschnell übertragen werden, was die Effizienz des Lernens erhöhe. Verwiesen wird dann gebetsmühlenhaft wieder auf die Musik: Wenn ein Kind Geige spiele, vervielfachten sich die Synapsen in dem Bereich, der die Fingerkuppen der linken Hand im Gehirn repräsentiert.

In demselben Ratgeber wird die berühmte Studie über Londoner Taxifahrer zitiert, die in der Literatur huldvoll umkreist wird und die zeigt, dass sie einen größeren Hippocampus als der Durchschnittsmensch haben. Der Hippocampus befindet sich tief im Innern unseres Gehirns, genauer an der Innenseite des Schläfenlappens der Großhirnrinde, jeweils rechts und links. Diese Struktur ist unser Gehirn-GPS, das uns sicher durch die Straßen einer Stadt navigiert.

Dann geht es hinaus in den Garten, die Metaphern aus diesem Bereich schießen nun ins Kraut. Die Autorin schreibt blumig: „Gerade das sich entwickelnde Gehirn von Kindern will so gepflegt werden wie ein Garten. Sprießen die Neuronen und wachsen die Synapsen, so wollen sie genährt und gepflegt werden.“ Apropos Taxifahrer: Manfred Spitzer, der Ulmer Hirnforscher, zitiert ebenfalls die Studie mit Londoner Taxifahrern und vergleicht den Hippocampus der Vielfahrer mit einem Muskel, der wächst, wenn man ihn trainiert. Offenbar bedeutet aktives Taxifahren also nichts anderes als Synapsentraining für den Hippocampus. Eigentlich sollte das die Krankenkasse als sinnvolle Prävention gegen das Neuronensterben im Alter bezuschussen.

Anna Katharina Braun plädiert ebenfalls für eine bessere Förderung unserer ganz Kleinen und kritisiert, dass der deutsche Kindergarten immer noch auf Betreuung und eben leider nicht auf Anregung fixiert sei. Kindliche Gehirne wollen aber nicht betreut, sondern gefördert und gefordert werden.

Und immer wieder geht es um beeindruckende Quantitäten, schließlich produzieren die Gehirne unserer Kleinsten Billionen mal mehr Synapsen als die von Erwachsenen. Das Gehirn „eines zweijährigen Kindes enthält doppelt so viele Synapsen wie das seines Kinderarztes", schwärmt ein US-amerikanischer Wissenschaftler und bezieht sich auf das Phänomen, dass sich nach der Geburt eine regelrechte Neuronen-Explosion vollzieht, die sich leider nur auf die ersten drei Lebensjahre beschränkt. Danach geht es rapide bergab, die neuronalen Verbindungen werden wieder abgebaut.

Hillary Clinton ist angesichts dieser Zahlen enthusiasmiert. Auf einer Konferenz in den USA verglich sie das kindliche Gehirn mit einem Computer, der in den ersten drei Jahren mehr Informationen aufnehmen könne als ihm eine ganze Armee von Menschen zu liefern in der Lage sei.

Manchmal hört man auch poetische Töne. Die Zeitschrift „Newsweek" schlägt sie an: „Sie halten ihr Neugeborenes so nah an die bunt gemusterte Tapete, dass seine himmelblauen Augen nur Zentimeter davon entfernt sind. Ssst: Ein Neuron in seiner Netzhaut stellt eine elektrische Verbindung mit einem anderen im visuellen Kortex des Hirns her. Sie berühren sanft seine Hand mit einer Wäscheklammer: Das Baby greift danach, lässt sie fallen und Sie geben sie ihm mit sanften Worten und einem Lächeln zurück. Knistern: Neuronen in der Hand verstärken ihre Verbindung zu Neuronen in seinem Kopf." So schön kann neuronale Psychohygiene sein. Überall flitzen Impulse herum und schaffen eine kuschelige Lernatmosphäre.

Wir alle haben also von Geburt an ein Gehirn, das sämtliche Umwelt- und Lernerfahrungen in sich aufnimmt und sich fortwährend umstrukturiert. Man muss deshalb gemäß dem Göttinger Hirnforscher Gerald Hüther feststellen, „dass unser Gehirn so wird, wie wir es benutzen": „Diejenigen Verschaltungen, die wir besonders häufig und erfolgreich aktivieren, um uns in der Welt zurechtzufinden, werden immer stärker ausgebaut." Und daraus könnte man nun den Schluss ziehen, es sei geboten, besonders viele solcher Verschaltungen auszubauen, das erhöhe die kognitive Leistungsfähigkeit und mache aus kleinen Kindern kleine Einsteins.

Man trainiere also mal den „Musikmuskel", mal den „Mathematikmuskel", den „Sprachmuskel" oder den „Hippocampus-Muskel", so wie man eben seinen Oberschenkelmuskel stärker und leistungsfähiger macht, indem man viel joggt. Ganz so einfach ist das aber nicht. Das Gehirn ist nämlich kein Muskel und Lernen etwas anderes als ein Aufenthalt im Fitness-Studio!

Der Neurowissenschaftler Steve Petersen reagiert auf die ganze Dramatik der Wege- und Autobahnbauer, der Synapsenzähler und -gärtner mit wohltuender Ironie und gibt den lakonischen Ratschlag: „Ziehen Sie Ihr Kind nicht in einem Schrank auf, lassen Sie es nicht verhungern, und schlagen Sie ihm nicht mit einer Bratpfanne auf den Kopf."

Was soll man aber tun, wenn man aus Überzeugung sowieso keine Bratpfanne zur pädagogischen Unterweisung benötigt und wirklich besorgt ist um die Synapsen und Dendriten seines Kindes? Soll man ihm Japanisch beibringen, soll man die Anzahl seiner Synapsen immer weiter erhöhen durch zusätzlichen Musikunterricht und Malkurse, damit es nach der Grundschule bestimmt aufs Gymnasium kommt und nicht zu den Verlierern des dreigliedrigen Schulsystems gehört?

Inzwischen gibt es ja in New York teure Privatschulen, in denen Dreijährigen angeblich ganz nebenbei Mandarin beigebracht wird. Und in Japan soll es mittlerweile viele Mütter geben, die ihren ungeborenen Kindern im Mutterleib den lieben langen Tag Mozart vorspielen. Möglicherweise hilft aber auch schon einfaches Gedächtnistraining. Elkohon Goldberg ist Professor für Neurologie an der New York University School of Medicine. Er ist der festen Überzeugung, dass man mit einem speziellen Trainingsprogramm die Nervenzellen sprießen lassen könne. Dr. Kawashima lässt grüßen!

Und während ich diese Zeilen schrieb, hörte ich im Radio bei einem Klassiksender doch tatsächlich eine Werbung, die Klassik-CDs für Babys anpries. Der Werbetext verwies reflexhaft auf das kindliche Gehirn und seine Synapsen.

Eine Aussage mit zwei Hälften

Das, was ich eben beschrieben habe, ist nur eine Hälfte der neurowissenschaftlichen Botschaft. Die andere relativiert die erste, beide zusammen ergeben erst die vollständige Aussage. Die Ratgeberliteratur unterschlägt gerne die zweite Hälfte, und auch einige Neurowissenschaftler lassen sich in Artikeln für Zeitungen dazu hinreißen, die kompliziertere Hälfte zugunsten der Popularisierung ihrer Thesen auszusparen. Hinzu kommt, dass die Forscher mit Metaphern arbeiten, die sowohl die erste als auch die zweite Hälfte unterstützen. Ich bin während der Recherche zu diesem Buch auf mindestens fünf Metaphern gestoßen. Hier sind sie:

a) Das Gehirn ist ein Muskel, ergo kommt es immer auf Training der Synapsen und damit Erhöhung ihrer Zahl und Verbindungen untereinander an. Das habe ich eben schon ausgeführt.
b) Das Gehirn ist ein Schwamm oder Informationsstaubsauger, ergo saugt es alles, was die Umwelt ihm bietet, auf. Deshalb muss man die Umwelt abwechslungsreich gestalten und die Kinder früh mit vielen positiven Erfahrungen konfrontieren, dann werden auch viele synaptische Verbindungen angelegt.
c) Das Gehirn strukturiert sich in den ersten Lebensjahren nach dem Bildhauerprinzip. Zuerst ist ein Marmorblock da, dann wird immer mehr Material weggenommen, bis eine schöne Figur zum Vorschein kommt. Diese Metapher deutet auf die zweite Hälfte der Aussage, die ich gleich ausführen werde. Bedeutsam ist hier das Wegneh-

men von Material, also das Ausjäten synaptischer Verbindungen.

d) Erfahrungen und Umweltreize legen im Gehirn Wege, Trampelpfade, Autobahnen, Fußspuren an (gebildet werden sie aus Neuronen, die zusammen feuern – siehe Langzeitpotenzierung). Das können sowohl negative wie positive Reize sein, das ist erst einmal nebensächlich. Diese Metapher könnte dazu verleiten, anzunehmen, es komme darauf an, möglichst viele Straßen anzulegen, was nicht richtig ist. Hirnforscher sagen nämlich, einige wenige effiziente Autobahnen, die regelmäßig befahren werden, sind optimal für das Lernen.
e) Das Gehirn ist wie ein Kaufhaus. Zuerst hat es ein großes unüberschaubares Sortiment, dann stellt es sich auf die Kundenwünsche ein (= Umweltreize) und verkleinert das Sortiment.

Zwei Botschaften vermitteln diese Metaphern: Mehr ist immer besser, also mehr Dendriten, mehr synaptische Verbindungen, und: Weniger ist mehr! Man sieht, die Metaphern, mit denen auch Hirnforscher operieren, sind inhaltlich nicht immer besonders klar konturiert. Und jetzt komme ich zu diesem Weniger.

Jäten im Synapsengarten

Die Neurowissenschaftlerinnen Sarah-Jayne Blakemore und Uta Frith vom University College London zeigen, dass es im Gehirn von Kindern in den ersten Lebensjahren tatsächlich zu einer explosionsartigen Vermehrung der synaptischen Verbindungen kommt. Das ist der Zeitpunkt, bei dem im Gehirn-Kaufhaus ein riesiges Sortiment bereitgestellt wird. Die Regale quellen über, man kann alles kaufen: Socken, Autoreifen, Parfum, Musikanlagen, Werkzeug, Lebensmittel. Dieser Prozess manifestiert sich in einem starken Wachstum der Dendriten und der Synapsen. So entstehen immer mehr Zellen im Hirn, als gebraucht werden, nur diejenigen überleben, die aktive Verbindungen mit anderen Neuronen eingehen.

Es kommt dann aber zu einer Phase des „Synaptic Pruning“, des „Ausjätens“ von Synapsen: Selten benutzte Verbindungen werden wieder gekappt. Und die zentrale Frage lautet, ist dieses Pruning negativ oder positiv zu bewerten?

Blakemore und Frith monieren zurecht, dass es dazu fast nur Forschung mit Tieren und den Hirnen Verstorbener gebe, die sich zudem meistens auf den visuellen Kortex beziehen. So hat man nachgewiesen, dass es in Katzenhirnen im ersten bis zweiten Lebensmonat zu einer raschen Zunahme der Synapsenverbindungen kommt. Im zarten Kätzchenalter von sieben bis acht Wochen ist dann der Höhepunkt erreicht, dann nimmt die Synapsendichte wieder ab, bis sie sich schließlich auf den Stand erwachsener Tiere stabilisiert. Synapsendichte bezeichnet übrigens die Anzahl der Synapsen pro Flächen- und Raumeinheit des Gehirns.

1975 begann die intensive Forschung zur Synapsendichte zuerst mit Tieren, dann untersuchte einige Jahre später der Neurologe Peter R. Huttenlocher menschliche Gehirne von Verstorbenen. Deren Lebensalter reichte dabei vom 28 Wochen alten Ungeborenen bis zum neunzigjährigen Greis. Huttenlocher konnte auch Gehirne von Kindern zwischen vier und elf Jahren mit in seine Studie einbeziehen. 1979 veröffentlichte der Wissenschaftler das Ergebnis seiner Erbsen- – Pardon! – Synapsenzählerei: Beim Menschen gibt es zwischen der Geburt und dem ersten Lebensjahr eine rasante Zunahme der synaptischen Dichte. Sie erreicht im Frontalkortex etwa zwischen dem ersten und zweiten Lebensjahr einen Höhepunkt, mit einem um ca. fünfzig Prozent höheren Wert als bei durchschnittlichen Erwachsenen. Zwischen dem zweiten und sechzehnten Lebensjahr nimmt die Dichte ab und stabilisiert sich dann auf dem Reifeniveau des Erwachsenen (nach Bruer). 1987 bestätigten PET-Experimente einige seiner Untersuchungsergebnisse.

Mittlerweile liegen weitere aufschlussreiche Experimente vor, die zeigen, dass eine Abnahme der Synapsendichte eine Optimierung des Gehirns ermöglicht und keineswegs negativ zu bewerten ist. Das Sortiment im Kaufhaus wird wieder verkleinert, nur das bleibt in den Regalen, was die Kunden tatsächlich verlangen. So wie das Kaufhaus stellt sich das Gehirn auf seine Umwelt ein, beide gewinnen an Effizienz und Übersichtlichkeit.

Olivier Pascalis von der University of Sheffield und Michelle de Haan von der University of London untersuchten bei Säuglingen die Fähigkeit zum Gesichtererkennen. Sie unterliegt zwischen dem sechsten und neunten Lebensmonat einem „fine-tuning". Säuglinge unter sechs Monaten können sehr gut zwischen allen möglichen Gesichtern unterscheiden, sogar zwischen Affengesichtern. Nach sechs Lebensmonaten nimmt diese Fähigkeit ab. Jetzt können die Säuglinge nicht mehr so gut Affengesichter unterscheiden, dafür aber immer noch sehr gut solche von Menschen.

Das Feintuning hat somit einen Preis: Säuglinge verlieren die Fähigkeit, zwischen Gesichtern zu unterscheiden, die nicht zur Gattung Mensch gehören. Und da zur selben Zeit sprachliche Fähigkeiten ausgebildet werden, die sich hauptsächlich auf die Phonetik beziehen, verlieren die Kleinen ebenso die Fähigkeit, zwischen Lauten zu differenzieren, die nicht der Muttersprache angehören.

Das Tuning hat trotz der beschriebenen Defizite einen unschätzbaren Vorteil: Das Gehirn verfügt dank des gezielten Ausbaus einiger weniger „Autobahnen" über eine erhöhte Verarbeitungsgeschwindigkeit und Genauigkeit, es gewinnt an Effizienz und macht weniger Fehler bei der Gesichter- und Lauterkennung. Und es ermöglicht letztlich eine sehr ökonomische Anpassung an die jeweilige Kultur: Welchen Sinn sollte es für ein Menschenkind haben, Affengesichter unterscheiden zu können?

Patricia Kuhl von der University of Washington machte Phonetik-Experimente mit japanischen Säuglingen und stieß ebenfalls auf das Tuning-Phänomen. Sie konnten den Unterschied zwischen den Lauten L und R, der im Japanischen keine Rolle spielt, nur bis zum zehnten Lebensmonat hören, dann nicht mehr. Ab einem bestimmten Zeitpunkt passt sich das Gehirn der Muttersprache an, die es dann lernt, effizienter zu verstehen. Und wahrscheinlich werden dann die neuronalen „Pfade" in den Gehirnen der japanischen Säuglinge, die auf den Unterschied zwischen R und L bezogen sind, langsam aber sicher um- oder abgebaut, weil sie nicht benötigt werden.

Frühjahrsputz während der Pubertät

Und noch etwas Wichtiges ist zu beachten. Im menschlichen Frontalkortex dauert das Pruning viel länger als etwa im Sehzentrum. Die Synapsendichte nimmt dort überraschenderweise während der ganzen Adoleszenz immer weiter ab, erreicht dann mit achtzehn Jahren den Stand des erwachsenen Gehirns. Huttenlocher hat auch das mit seinen frühen Experimenten belegen können, wobei er eine zusätzliche interessante Beobachtung machen konnte: Im Frontalkortex nimmt die weiße Substanz nach der Pubertät zu. Diese Substanz ist die Myelinschicht, die das Axon umhüllt. Sie wirkt isolierend und erhöht die Geschwindigkeit, mit der Impulse von Zelle zu Zelle übertragen werden. Der Hirnforscher Manfred Spitzer spricht von einer Zunahme der Geschwindigkeit durch die Myelinisierung auf bis zu 110 Meter pro Sekunde, ohne diesen Prozess schleiche ein Impuls mit drei Meter pro Sekunde durch eine Nervenfaser.

Dieses Phänomen – mehr Myelin und dafür weniger Synapsen – lässt sich als Pubertätspruning beschreiben. Es handelt sich um einen notwendigen „Frühjahrsputz" (Blakemore/

Frith), der bewirkt, dass der Frontalkortex, auch Stirnhirn genannt, effizienter arbeitet. Mehr Myelin führt in diesem Bereich zu mehr Impulskontrolle, zur zielgerichteten Planung komplexer Handlungen, zur Herausbildung emphatischer Fähigkeiten wie das Sich-in-andere-Hineinversetzen oder das adäquate Interpretieren von Gesichtsausdrücken (Spitzer), zur richtigen Einschätzung von Sprechakten und zur Fähigkeit, Probleme zu lösen. All das ist äußerst wichtig für das komplexe Sozialverhalten von Erwachsenen. Das Pruning hat in diesem Zusammenhang also keinerlei Nachteile. Es ist eine neuronale Bedingung des Erwachsenwerdens.

Mittlerweile geht die Hirnforschung davon aus, dass während der Pubertät das limbische System, das für emotionale Bewertungen zuständig ist, starke Konkurrenz bekommt vom Frontalkortex, was zu den eben ausgeführten Erkenntnissen passt. Der Frühjahrsputz bereitet das Frontalhirn auf seine neuen wichtigen Funktionen vor. Diese Funktionsverschiebung zeigt auch anschaulich folgendes Ergebnis eines Experiments: Beim Erwachsenen feuert beim Anblick eines angsterzeugenden Gesichts nicht nur der Mandelkern, wie bei Kindern, sondern auch das Frontalhirn. Dort bilden sich neue Verschaltungsmuster, weshalb Pubertierende dann auch ständig nach neuen Herausforderungen suchen: Drogen, laute Musik, existenzielle Grenzerfahrungen.

Der Frühjahrsputz wurde auch in Tierexperimenten bestätigt, wie der Neurowissenschaftler Bruer unter Verweis auf Experimente mit Affen ausführt. David A. Lewis, Neurowissenschaftler an der University of Pittsburgh, der sich mit der Entwicklung des präfrontalen Kortex bei Affen beschäftigt, fand zum Beispiel heraus, dass während der Pubertät einzelne zu streifenähnlichen Bündeln zusammengefasste „Axon-Terminals“ dramatisch zusammenschrumpfen, wodurch bestimmte Synapsen eliminiert werden. Lewis nimmt an – und hier bezieht er sich indirekt auf den „Frühjahrsputz“ –, die Schrumpfung und Eliminierung diene dazu, die Art und Weise zu modifizieren, wie der Kortex Informationen verarbeite. Weniger Axon-Streifen ermöglichen dem Tier nach der Pubertät samt dazugehörigem Frühjahrsputz eine konzentriertere und dauerhaftere Reaktion auf bestimmte Stimuli. Auch für Affen gilt also: Weniger ist mehr!

Die Magdeburger Neurowissenschaftlerin Anna Katharina Braun führte wiederum Experimente mit Küken durch und entdeckte bei frühen Lernprozessen ebenfalls das Pruning-Phänomen. Auch sie interpretiert das Ausjäten als sinnvolle Anpassung des Gehirns an seine Umwelt, das Gehirn reagiere dadurch viel besser, das heißt: präziser auf bedeutungsvolle Reize.

Angesichts dieser und weiterer Experimente wundert sich der Neurowissenschaftler John T. Bruer schließlich über die Hartnäckigkeit, mit der sich die „synaptische Erhaltungstheorie“ gehalten hat, zumeist unter Ausschluss des so wichtigen Pruning-Prinzips, das ja beweist: Der Verlust von Synapsen gehört zum menschlichen und teilweise auch tierischen Reifungsprozess. Während dieses Prozesses nimmt die synaptische Dichte ab, bestimmte intellektuelle und soziale Kompetenzen nehmen aber zu.

Sofort nach der Geburt und im frühen Erwachsenenalter sind die synaptischen Dichten beim Menschen fast gleich, dennoch sind Erwachsene ohne Zweifel intelligenter als Neugeborene. Und während der Pubertät, in der ein massiver Abbau synaptischer Verbindungen einsetzt, sind Jugendliche nicht einfach nur blöd, sondern schwierig, weil in ihrem Gehirn der Frühjahrsputz stattfindet.

Es gibt also keinen linearen Zusammenhang zwischen kognitiver Leistungsfähigkeit und der Anzahl der Synapsen. „Die schlichte Gleichung Effizientes Lernen = Wachstum von Verbindungen zwischen Nervenzellen im Gehirn“ gilt also nicht. Das ist auf der Homepage der ETH Zürich unter dem Stichwort „Neuromythos“ zu lesen. Sie bekommt „Schützenhilfe“ von der OECD, die ebenfalls darauf aufmerksam macht, dass es keine „übereinstimmenden Belege für eine Verbindung zwischen synaptischer Dichte und Lernkapazität“ beim Menschen gibt.

Das räumt auch die Neurobiologin Anna Katharina Braun ein. Sie verweist zwar auf Experimente mit Ratten, die gezeigt hätten, dass ein Lerntraining in der frühen Kindheit das Lernen beim erwachsenen Tier fördere. Beim Menschen sage ein Lernerfolg in der Kindheit wiederum nicht unbedingt etwas aus über die Lernleistung beim Erwachsenen.

Man kann eben immer ein mittelmäßiger Schüler gewesen sein, dann volontiert man bei einer Firma, ist so begeistert und erbringt schließlich Höchstleistungen. Das alles hat mit hoher Synapsendichte in bestimmten Entwicklungsphasen wenig zu tun, dafür viel mit Motivation und Begeisterung.

Mehr Aktivität bedeutet nicht automatisch mehr kognitive Leistung

Die Rede vom blühenden Synapsengarten, vom „Mehr ist immer besser!“, könnte auch dazu verleiten, eine weitere Gleichung aufzustellen, die den Energiehaushalt im Gehirn berücksichtigt: „Mehr Synapsen = mehr Energieaufwand im Gehirn = mehr kognitive Leistungsfähigkeit“. Doch dahinter steht ebenfalls ein Mythos, der mittlerweile durch viele Experimente als solcher entlarvt wurde und den deshalb die ETH Zürich in ihre Neuromythen-Liste aufgenommen hat. In der Ratgeberliteratur konnte er sich allerdings wieder einmal hartnäckig halten.

Wer intelligent ist, auf Vorwissen in einem bestimmten Bereich zurückgreifen kann, wer viel geübt hat, der braucht beim Lösen komplexer Aufgaben, die sich auf sein Fach- und Übungsgebiet beziehen, viel weniger neuronale Energie als ungeübte Personen. Erhöhte kognitive Leistung geht paradoxerweise einher mit einem sparsamen Energieverbrauch im

Gehirn und gerade nicht mit der vollen Nutzung aller vorhandenen Kapazitäten. Das Gehirn von Experten und geübten Personen schaltet vielmehr auf einen sehr effizienten Modus.

Der Bremer Hirnforscher Gerhard Roth erklärt das so: Das Gehirn sei ein ökonomisch arbeitendes Organ, kompliziertes Lösen von Problemen sei stoffwechselphysiologisch immer sehr teuer, deshalb gelte: je weniger Aufwand, desto besser, was die Rede von der rein quantitativen Synapsendichte nochmals aus einer etwas anderen Perspektive konterkariert.

Überhaupt ist es nicht sinnvoll, immer nur auf die Intelligenz zu sehen, denn manchmal ist sie dem Vor- und Erfahrungswissen unterlegen. Das zeigt ein sehr interessantes Experiment, das die Kognitionspsychologin Elsbeth Stern und Kollegen an der Universität Graz durchführten. Sie rekrutierten 31 berufserfahrene Taxifahrer aus der Stadt Graz und stellten zunächst bei jedem den IQ fest. Dann hatten alle folgende Aufgabe zu lösen: Die Experten in Sachen Straßennetz und räumlicher Orientierung bekamen eine bestimmte Route vorgegeben, auf dem Bildschirm erschienen die Straßennamen. Die Fahrer mussten nun unter Zeitdruck, also möglichst schnell, angeben, ob die Straßen auf der vorgegebenen Route liegen oder nicht. Dabei wurde die Gehirnaktivität mittels EEG gemessen. Es zeigte sich, dass die weniger intelligenten Fahrer ihr Gehirn nicht stärker beanspruchen als die intelligenten. Berufserfahrung gleicht das Intelligenzdefizit aus, und erfahrene Menschen benötigen beim Bewältigen von vertrauten Aufgaben weniger Energie als intelligentere. Wissen und Erfahrung schlagen Intelligenz!

Dann gab es ein zweites Experiment, bei dem die Taxifahrer eine ihnen unvertraute Aufgabe lösen mussten. Ihnen wurde der fiktive Plan einer Stadt vorgelegt. Sie mussten sich dreißig Sekunden lang eine Route einprägen, dann leuchteten auf dem Plan Punkte entlang dieser Route auf, und die Fahrer mussten wieder entscheiden, welche Punkte auf der Route liegen. Dieses neue Problem lösten die intelligenteren deutlich besser und mit deutlich weniger Energieaufwand als die nicht so intelligenten.

Es ist also nicht immer alles so einfach, wie das die Rede von der Vielfalt synaptischer Verbindungen suggeriert. Mit diesen Relativierungen soll nicht die Möglichkeit einer Bildungsoffensive in früher Kindheit ad acta gelegt werden, vielmehr ist Skepsis angebracht, wenn man diese Intervention mit Argumenten aus der Hirnforschung belegt, nach dem dramatischen Motto: „Use it or lose ist!“ oder „Mehr ist besser“.

Die Plastizität des Gehirns

Viele Neurowissenschaftler haben schon seit einiger Zeit einen neuen Weg eingeschlagen, der die Dramatik der Forderung nach stimulierenden Umwelteinflüssen und Lernprozessen in früher Kindheit zwecks Synapsenpflege erheblich relativiert. Sie präferieren nämlich das lebenslange Lernen, weil das Gehirn aus ihrer Sicht ein Leben lang plastisch ist. Es besitzt die Fähigkeit, sich an eine sich verändernde Umwelt mit neuen Strategien anzupassen. Das gilt für einen Zehnjährigen ebenso wie für einen Fünfzigjährigen.

Nach landläufiger Meinung verliert unser Gehirn täglich bis zu 100 000 Neuronen, wobei die Wissenschaft das längst nicht so dramatisch sieht. Man darf, wie eben schon deutlich geworden ist, eine reduzierte neuronale Komplexität nicht gleichsetzen mit reduzierter kognitiver Leistungsfähigkeit. Ganz im Gegenteil. Und die Netzwerker unter den Hirnforschern behaupten sowieso, dass Kompetenzerwerb das Resultat der Trennung einiger und der Verstärkung anderer neuronaler Verbindungen sei.

Natürlich nimmt die Lerngeschwindigkeit mit zunehmendem Alter ab, die Kompetenzen verändern und verlagern sich, es kommt mehr auf Erfahrungswissen an, viel weniger auf Intelligenz. Daten der Universität Michigan belegen Kapazitätsverluste im alternden Gehirn bei der Durchführung von Aufgaben wie Buchstaben- und Strukturvergleich, Buchstabenrotation, Lesen, Kopfrechnen.

Dennoch konnte man auch im alternden Gehirn nachweisen, dass es unter bestimmten Umständen in bestimmten Arealen Neuronen neu bildet. Das nennt man „adulte Neurogenese". Sie wurde aber bislang leider nur für zwei Areale nachgewiesen: Für den Riechkolben, der für Geruchswahrnehmung zuständig ist, und für einen Teil des Hippocampus, mitverantwortlich für das Lernen. Die berühmte Formulierung des Neurobiologen und Nobelpreisträgers Santiago Ramón y Cajal, „Die nervösen Schaltkreise sind etwas fixes, abgeschlossenes, unveränderbares", gilt also auch nicht für das alternde Gehirn.

Was aber Plastizität genau bedeutet, was es auf neurologischer Ebene heißt, im Alter etwas Neues zu lernen, dazu liegen noch keine verlässlichen Daten vor.

Man kann es übrigens mit der Plastizität prinzipiell auch übertreiben, übersieht man dabei doch, dass sie immer einen Ausgleich benötigt, die Stabilität. Darauf macht Gerd Kempermann, Professor für Molekulare Medizin, aufmerksam. Seinem Argument zufolge ist zu viel Plastizität für einen optimalen Lernprozess nicht gut, weil sie letztlich dazu führe, dass neues Wissen ständig altes verdränge und überlagere. Zu viel Plastizität erzeuge im neuronalen Universum Unruhe und Chaos. Das gelte auch für die andere Seite der Medaille, die Stabilität. Wenn sie dominiere, könne gar nichts Neues mehr aufgenommen und einmal Gelerntes auch nicht wieder vergessen werden.

Um optimal zu funktionieren, müsse sich das neuronale Netzwerk zwischen Plastizität und Stabilität einpendeln. Von Wellnessprogrammen, mit denen ältere Menschen angeblich die adulte Neurogenese steigern könnten, hält Kempermann gar nichts. Die Plastizität sei kein Wert an sich, und mehr (= mehr Synapsen) bedeute nicht automatisch immer besser.

Das Plastizitäts-Konzept ist noch relativ jung. Es lässt sich im Moment nur schwer mit anderen neurowissenschaftlichen Ansätzen vereinen. Die einen vertreten ja die Auffassung, das sich entwickelnde Gehirn ist Produkt seiner Umwelt und deren Einflüsse. Es wird so, wie wir es benutzen. Andere wiederum machen darauf aufmerksam, das Gehirn lerne ein Leben lang Neues und verändere sich dementsprechend. Dritte behaupten, im Gehirn würden in erster Linie interne Kriterien darüber entscheiden, welche Reize überhaupt aufgenommen und verarbeitet werden können. Was ist richtig? Vielleicht wird das die Zukunft erweisen.

Mythos Gehirnjogging

Nachdem in diesem Kapitel so viel über Synapsendichte und -stärke berichtet wurde, soll es zum Schluss noch kurz um zwei weit verbreitete Mythen gehen, von denen mir nicht ganz klar ist, woher sie stammen, ob sie nun aufs Konto der Hirnforschung oder aufs Konto der Ratgeberliteratur zu verbuchen sind.

Der erste Mythos geht so: Jeder Erfahrung- und Lernprozess schlägt sich in der Hirnstruktur nieder, Verbindungen zwischen den Neuronen werden aufgebaut, gestärkt, geschwächt, ab- oder umgebaut. Dieses ja richtige Muster könnte zur Annahme verleiten, die beste Art der Steigerung der geistigen Leistungsfähigkeit bestehe im Gehirntraining, im Lösen von mehr oder weniger anspruchsvollen Intelligenztests.

Die meisten gut strukturierten und nicht anfechtbaren Studien sprechen eine klare Sprache. Man wird durch Lösen von Intelligenztests nicht grundsätzlich intelligenter, sondern lediglich auf Gebieten, die der Intelligenztest abfragt. Lösen Sie mathematische Rätsel, wird das Ihre Kompetenz in diesem Bereich erhöhen, zwar nur minimal, aber immerhin. Lösen Sie gerne Sprachrätsel, verhält es sich ebenso. Sie werden Experte immer nur auf einem Gebiet.

Nochmal: Das Gehirn ist kein Muskel, man sollte es mit einem Haus mit unzähligen Fenstern vergleichen (Schumacher). Wenn man eines putzt, wenn man also auf einem Gebiet etwas besser wird, sind die anderen immer noch schmutzig. Sie können – das impliziert diese Metapher – nicht einfach Wissen und Kompetenzen, die Sie sich in einem Bereich angeeignet haben, automatisch auf einen anderen übertragen. Wenn Sie gut in Latein sind, heißt das nicht, dass Sie dadurch auch automatisch gut in Physik sind. Man kann nicht durch beliebige Inhalte sein Gehirn trainieren, damit es besser für alle möglichen Inhalte wird. Das ist ein Mythos. Ganz abgesehen davon lässt sich nur sehr schwer eine Intelligenzsteigerung durch Gehirnjogging nachweisen.

Anhänger des Gehirnjoggings mögen nun einwenden, es gebe immerhin Untersuchungen, die zeigen, man könne damit die Konzentration und Aufmerksamkeit erhöhen, was ja auch ein guter Effekt sei. Die Antwort der seriösen Forschung lautet auch hier: Erstens gibt es dazu viel zu wenig Untersuchungen, zweitens waren die beobachteten und messbaren Effekte äußerst gering. Die Mühe lohnt sich also nicht. Aber nun werfen Sie bitte das Sudoku nicht in den Mülleimer, es macht ja trotzdem Spaß!

Mythos: Mozart macht klug!

In diesem Kapitel wurde ja auch deutlich, dass Hirnforscher immer wieder darauf aufmerksam machen, aktives Musizieren und passives Musikhören lasse die Neuronen sprießen, was also wiederum gleichbedeutend sei mit kognitiver Leistungssteigerung. Die These bezüglich des Hörens wurde 1993 zum ersten Mal in der renommierten Zeitschrift „Nature“ veröffentlicht, basierend auf einem Experiment: Collegestudenten erbrachten bei einer komplexen Aufgabe, die das räumliche Vorstellungsvermögen beanspruchte, bessere Leistungen, wenn sie vorher Musik von Mozart hörten. Vier Jahre später erschien ein Buch mit dem Titel „The Mozart Effect", das Vermutungen mit wissenschaftlichen Erkenntnissen vermengte und eine große öffentliche Resonanz erzielte. Etwas später ließ der Gouverneur von Georgia im Parlament die „Ode an die Freude" spielen und beantragte 105 000 Dollar, mit denen man frisch gebackenen Eltern Klassik-CDs kaufen wollte, die sie ihren Babys vorspielen konnten.

Auch hier muss man Wasser in den Wein der Mozart-macht-klug-Anhänger gießen. Der Verhaltenswissenschaftler Ralph Schumacher, der für das Bundesbildungsministerium die Wirkung von Musik auf kognitive Leistungen untersucht und alle möglichen Experimente ausgewertet hat, kommt zu ernüchternden Ergebnissen.

Beim Hören von Musik lassen sich nur kurzfristige Leistungssteigerungen feststellen, die auch nicht auf der Verbesserung intellektueller Fähigkeiten basieren, sondern lediglich darauf, dass das Hören von angenehmer Musik den Hörer ganz automatisch in einen leistungsbereiten euphorischen Zustand versetzt. Nicht mehr und nicht weniger. Wer schöne Musik hört, ist eben mental besser drauf – um es auf Neudeutsch zu sagen. Außerdem gibt es neben einem schwachen Mozart- auch einen Schubert- oder Beethoven- oder Rockmusik-Effekt, je nachdem, was für eine Stilrichtung der Proband bevorzugt.

Beim aktiven Musizieren sieht es ähnlich aus. Zwar konnte bei Vor- und Grundschülern ein positiver Zusammenhang zwischen der Lesefähigkeit und musikalischen Fähigkeiten nachgewiesen werden. Kinder, die musizieren, können also besser lesen. Aber die Effekte sind ebenfalls sehr klein. Andere Studien zeigen nämlich, dass sich durch aktives Musizieren der IQ nicht auf nennenswerte Weise steigern lässt.

Schumacher warnt deshalb vor übertriebenen „Erwartungen“ von ehrgeizigen Eltern hinsichtlich der Verbesserung geistiger Fähigkeiten durch aktives Musizieren. Nun packen Sie bitte nicht die Gitarre Ihres Kindes ein und bringen sie in den Keller! Musizieren macht Spaß, und wenn es auch nicht den IQ steigert, so ist es eine soziale Erfahrung von unschätzbarem Wert. Man hat Freude, indem man etwas zusammen macht. Das hat nun allerdings weniger mit Synapsenvielfalt zu tun.

8. Neuromythos – Achtung Zeitfenster!

„Die fruchtbaren Tage innerhalb des Zyklus einer Frau sind ein Zeitfenster, um schwanger werden zu können."
Wikipedia

Zeitfenster – ein Wortungetüm

Natürlich kennen Sie den Begriff „Zeitfenster". Er tauchte nach meinem Eindruck zuerst im Bereich der Wirtschaft auf. Wenn ein Abteilungsleiter mit einem wichtigen Projekt beauftragt wurde, erhielt er aus der Managementetage die strenge Vorgabe: „Bitte halten Sie das Zeitfenster von sechs Monaten unbedingt ein." „Zeitfenster" ist ein sprachliches Ungetüm. Es suggeriert, man könne den Fluss der Zeit mit einem brachialen Einschnitt oder besser: mit der Metapher eines architektonischen Ausschnitts klar strukturieren. Es gibt einen Anfang – das Fenster geht auf – und ein Ende: Es klappt zu.

Es geht beim „Zeitfenster" um die radikale Verfügbarkeit der kostbaren Ressource Zeit, die sich im Grunde genommen jeder Verfügbarkeit entzieht. „Passen Sie auf, Herr Meier, lernen Sie schnell noch Italienisch, sonst schließt sich Ihr Zeitfenster für den Fremdsprachenerwerb." Das „Zeitfenster" kommt immer mit Alarmismus daher, es kann sich plötzlich öffnen, dann sagt es uns: Kommt ins Offene! Es kann aber ebenso schnell zufallen, dann ist es aus. Die Zeitachse, die wir durch das Öffnen des Fensters in den Blick bekommen sollen, besteht nur aus zwei Punkten: einem Anfang und einem Ende.

Das „Zeitfenster" ist immer an ein Nie mehr! gekoppelt. Und das hat sehr viel mit einem Neuromythos zu tun. Vorerst aber suchen und singen Vögel.

Die kleine Sumpfmeise ist eine Meisterin des Hortens und Versteckens. Bevor der Winter kommt, sucht sie fleißig nach Nahrung und versteckt dieselbe für die harten Zeiten an bis zu 10 000 unterschiedlichen Orten. Und im Winter findet sie fast alle wieder. Deshalb hat sie auch einen großen Hippocampus – wie die menschlichen, allzu menschlichen Taxifahrer aus dem vorigen Kapitel. Diese Struktur ist ja für die räumliche Orientierung zuständig.

Wenn die Sumpfmeise aus dem Ei schlüpft, ist ihr Hippocampus klein, dann wird er durch Ausprobieren, also spielerisches Verstecken, immer größer, dank der Synapsenvermehrung. Experimente zeigen, dass diese Hirnstruktur bei der Sumpfmeise zwischen dem dreißigsten und fünfzigsten Lebenstag explosionsartig wächst, in dieser Zeit muss der Vogel sein Verhalten einüben. Wenn das erst nach dem fünfzigsten Lebenstag geschieht, verändert sich der Hippocampus nicht mehr.

Für den Ulmer Hirnforscher Manfred Spitzer ist das ein Beweis dafür, dass es „Zeitfenster" gibt, innerhalb derer das „Verhalten produziert werden muss und in dem das Wachstum der hierfür verantwortlichen Gehirnstruktur stattfinden kann. Ist dieses Zeitfenster verstrichen, kann das Verhalten nicht mehr erlernt werden."

Gerald Hüther, Psychiater und Hirnforscher an der Universitätsklinik Göttingen, mag die Nachtigall lieber, besonders deren artspezifischen Gesang, über den er schreibt: Im Gehirn der Nachtigall „gibt es eine für die Generierung dieses Gesangs zuständige Region, die sich erst nach dem Schlupf entwickelt. Die Nervenzellen dieser Region bilden zunächst eine Vielzahl von Fortsätzen und Kontakten aus, von denen im Verlauf der weiteren Entwicklung jedoch nur diejenigen erhalten bleiben, die durch das Hören des artspezifischen Gesangs stabilisiert werden, den der Vater normalerweise in der Nähe des

Nestes immer wieder ‚vorsingt'." Würde die Nachtigall das Zuklappen des Zeitfensters, welches das Erlernen des Gesangs ermöglicht, verpassen, dann könnte sie ihr Leben lang nicht mehr romantische Gefühle bei uns Menschen auslösen.

Mit der Auflistung dieser und ähnlicher Beobachtungen verschärfen die Hirnforscher ihre dramatischen Appelle für eine möglichst frühe Förderung von Kindern. Im Zentrum steht nun das gute alte Hänschen-Argument. Was Hänschen nicht lernt, wird auch Hans nimmermehr aufholen können. Jetzt kommt das „Zeitfenster" ins Spiel und mit ihm folgende Begriffe: Kritische Phasen, Tuning-Perioden, kognitive Fenster, Entwicklungsfenster, sensible Phasen. Wichtige Lernprozesse sind – so die These – daran gebunden, dass sie innerhalb bestimmter Phasen der Gehirnentwicklung stattfinden müssen, weil sie danach entweder gar nicht mehr oder nur sehr beschränkt nachgeholt werden können.

Die Thesen, die mit diesen Begriffen einhergehen, sind zwar seit den Siebzierjahren des vergangenen Jahrhunderts weitgehend bekannt, erhalten aber durch neurowissenschaftliche Befunde eine scheinbar neue Aktualität. Denn jetzt, liebe Eltern, tickt die neurobiologische Uhr, der Mythos von den ersten drei Jahren wurde formuliert: Was in den ersten drei Lebensjahren nicht gelernt wurde, ist unwiederbringlich verloren. Jedes Jahr kommt eine Kerze mehr auf die Geburtstagstorte ihres Lieblings, eine Kerze mehr bedeutet ein Zeitfenster weniger, eine Chance weniger. Zu dieser Dramatik lässt sich ein Ratgeberautor hinreißen. So wie die Sumpfmeise sehr früh ihren Hippocampus und die Nachtigall das artspezifische Singen lernen muss, so muss auch Ihr Hänschen bestimmte Fähigkeiten in bestimmten frühen Zeitabschnitten erlangen können, sonst ist der Zug für Hans abgefahren.

Doch um welche Fähigkeiten handelt es sich, und wann schlägt jedes Mal das Zeitfenster zu? Die Säuglingsforscherin Sabina Pauen von der Universität Heidelberg ist sehr zurückhaltend bei der Beantwortung der Frage. Es fehlten differenzierte Forschungen, man müsse sensible Phasen zunächst für einzelne „Funktionen möglichst präzise beschreiben“ und könne dann erst überlegen, welche „Anregungen in dieser lernsensiblen Phase positive Wirkungen auf die weitere Entwicklung haben könnten“.

Die Ratgeberliteratur und der populäre Wissenschaftsjournalismus schütten derweil wie so oft das zu fördernde Kind mit dem Bade aus und vermengen bezüglich der Frage nach den Zeitfenstern alle möglichen Aspekte zur griffigen Botschaft: Wenn Sie wollen, dass Ihr Teenager nicht raucht, fördern Sie ihn als Baby richtig. Wenn Sie wollen, dass Ihr fünfjähriger Sohn ein Meister im Fremdsprachenerwerb wird, beachten Sie jedes einzelne Zeitfenster genau und informieren Sie sich darüber, wann es sich schließt und niemals wieder aufgeht. Bringen Sie ihm auf jeden Fall schon in der Vorschule mindestens eine Fremdsprache bei!

Anscheinend – so suggerieren Bücher und Artikel – gibt es Zeitfenster für die soziale und die motorische Entwicklung, das Hören und Sehen, das Grammatiklernen, das Sprechenlernen, die mathematischen Kompetenzen, das Bindungsverhalten und so fort. „Ist eine Phase verpasst, in der etwa das Lernen sozialer Regeln oder von Sprachen besonders leicht geht, dann ist das gar nicht so leicht aufzuholen“, heißt es noch im moderaten Ton auf einer Seite eines TV-Kultur- und Wissenschaftsmagazins im Internet, andere schlagen härtere Töne an. Eine Empfehlung, die regelmäßig vorgetragen wird und längst schon zum pädagogischen und leider auch bildungspolitischen Allgemeinplatz geworden ist, betrifft den Fremdsprachenerwerb.

Im „Spiegel“ ist zu lesen, man müsse so früh wie möglich die Synapsen vielseitig fördern, und zwar durch Zweisprachigkeit, dadurch würde man im Gehirn des Kindes neuronale „Pfade“ anlegen, auf die sich später ein Erwachsener beim Erlernen einer neuen Sprache stützen könne, weshalb er sich dann auch viel weniger anstrengen müsse. Wer Spanisch früh gelernt habe, könne mühelos Italienisch dazulernen.

Überhaupt kaprizieren sich Ratgeberautoren, Pädagogen und Hirnforscher gerne auf den Spracherwerb, wobei es hinsichtlich der Muttersprache keine Einigkeit über den genauen Zeitpunkt der sensiblen Phasen zu geben scheint. Manfred Spitzer sagt: Geschieht der Spracherwerb nicht bis zum zwölften oder dreizehnten Lebensjahr, dann könne Sprache niemals vollends gelernt werden. Der Hirnforscher verweist auf das traurige Beispiel des amerikanischen Mädchens Genie, das bis zum dreizehnten Lebensjahr in völliger Isolation leben musste. Es lernte trotz aller Bemühungen niemals richtig sprechen.

Der Pädagoge Holger Küls ist ebenfalls der Meinung, nach dem zwölften Lebensjahr schließe sich das Zeitfenster für den Erwerb der Muttersprache. Monika Löhle wiederum spricht in ihrem Buch „Wie Kinder ticken" vom zehnten Lebensjahr. Und der Wissenschaftsjournalist Jochen Paulus steht der Zeitfenster-These äußerst kritisch gegenüber und argumentiert mit einem Beispiel, das sich auf die Grammatik bezieht, folgendermaßen: Die Fähigkeit zum Erlernen grammatikalischer Regeln nehme zwar beim Heranwachsenden allmählich ab, dennoch gebe es überraschende Gegenbeispiele. Der Pole Josef Korzeniowski kam als Zwanzigjähriger nach England und wurde dort berühmt als der Autor Joseph Conrad, der ein Meister der englischen Sprache war. Doch vielleicht – so muss man Paulus ergänzen – war er einfach ein Sprachgenie, was auf den Durchschnittsmenschen wohl kaum zutreffen dürfte.

Sushi-Zubereitung und Laufenlernen

Der Neurowissenschaftler John T. Bruer wittert hinter diesen Kontroversen und Proklamationen einen weiteren Neuromythos, den er fast liebevoll Stück für Stück demontiert.

Versuchen wir in seinem Sinne das Dickicht der verschiedenen Zeitfenster, die sich auf verschiedene Kompetenzen beziehen, etwas zu lichten und führen eine Differenzierung ein, die sehr sinnvoll ist und auf den Wissenschaftler Greenough zurückgeht. Die Evolution hat neuronale Systeme hervorgebracht, die „erwarten, bestimmte Arten von Stimuli in der Umwelt vorzufinden, um ihre Leistung fein abstimmen zu können“ (zitiert nach Bruer). Greenough nennt dies die „erfahrungsheischende Hirnplastizität“.

Wir Menschen sind durch die Evolution quasi darauf geeicht, aus Erfahrungen, die uns die Umwelt bereitstellt, Nutzen zu ziehen. Unser Gehirn erwartet automatisch diese Stimuli, also von sich aus, um sich dadurch zu optimieren. „Erfahrungsheischende“ Plastizität ermöglicht das so wichtige „Tuning“ unserer neuronalen Schaltkreise. Diese Plastizität bezieht sich in erster Linie nach Greenough und auch Bruer auf die Ausbildung elementarer neuronaler Systeme: Hören, Sehen und Motorik.

Wir Menschen leben in einer Erfahrungswirklichkeit, die uns genau die passenden Stimuli anbietet, es sei denn, wir würden gewaltsam von dieser Umwelt getrennt, dann käme es zur Deprivation und erheblichen Defiziten innerhalb dieser neuronalen Systeme. „Die Chancen“, schreibt Bruer, „dass unsere Kinder schließlich angemessen fein vernetzte Hirne haben werden, sind unglaublich groß, weil die Stimuli, die das Hirn in den kritischen Phasen erwartet, von einer Art sind, die überall und immer in den normalen Entwicklungsumwelten unserer Spezies vorkommen.“

Anders verhält es sich mit der „erfahrungsabhängigen Hirnplastizität“. Die bezieht sich nicht auf Verhaltensweisen, die speziestypisch sind, sondern allein „auf Erfahrungen von Individuen, sozialen Gruppen oder Kulturen“. Bruer konkretisiert: „Es gibt eine kritische Phase für die Entwicklung des Gesichtssinns, es ist aber unwahrscheinlich, dass eine kritische Phase für das Zubereiten von Sushi existiert.“ Die Sushi-Zubereitung hat etwas mit Esskultur und nicht mit dem Tuning von Neuronen zu tun, man kann diese japanische Technik dementsprechend mit fünfzehn oder auch noch mit fünfzig Jahren lernen.

Die Kognitionspsychologin Elsbeth Stern scheint sich genau an diese beiden Kategorien anzulehnen, wenn sie zwischen privilegiertem und nicht-privilegiertem Lernen unterscheidet. Privilegiertes Lernen bedeutet: Es gibt „Kompetenzen und Inhaltsbereiche, deren Grundlagen bereits angelegt sind – man spricht auch von Start-up-Mechanismen, so dass Lernen in diesen Bereichen privilegiert ist." Laufen und Sprechen gehören zu dieser Art des Lernens, ebenso wie visuelles Mustererkennen, einfache Formen der Quantifizierung und Formen sozialer Interaktion wie Aggression und Empathie. Bei Autisten fehlten diese Start-ups, weshalb sich diese Menschen das Wissen über soziale Interaktion mühsam über andere Lernwege erschließen müssten.

Demgegenüber steht das „nicht-privilegierte Lernen". Es bezieht sich auf spezifische Kulturleistungen, die nicht evolutionsbiologisch vorgeprägt sind und von Kultur zu Kultur völlig unterschiedlich aussehen können. Zu nennen sind hier mathematische, naturwissenschaftliche und geisteswissenschaftliche Grundlagen. Zahlensymbole wie die Null, Schriftzeichen, die analytische Geometrie, Newtons Axiome – das sind Dinge, die erst seit wenigen Jahrhunderten zum Kulturgut unserer Zivilisation gehören.

Wir haben es hier also mit zwei unterschiedlichen Formen und Ebenen des Lernens zu tun: Einerseits geht es um elementare Lernvorgänge, die das „normale" Leben bereithält, die fast automatisch, wie nebenbei und anstrengungslos ablaufen, weil wir auf sie in biologischer Hinsicht vorprogrammiert sind; andererseits geht es um soziales oder schulisches Lernen, dessen Formen, Inhalte und Rituale kulturell geprägt sind, das meistens mit Anstrengung und Aufmerksamkeitsprozessen gekoppelt ist, weil es eben nicht biologisch vorprogrammiert ist. Wenn man in der Schule irgendwann einmal die Axiome von Newton lernen muss, hat das in erster

Linie weniger mit Neuronen zu tun, sondern viel mit kulturell geprägten Lernzielen.

„Im Laufe etwa der ersten drei Lebensjahre lernt das Kind sehr viele sehr grundlegende Dinge. Hierzu gehört nicht nur das ganz offensichtliche Lernen von Laufen und Sprechen, sondern auch weniger offensichtliche Dinge wie die Wärme und Verlässlichkeit der Mutter, die Konstanz von Objekten, die Invarianz von bestimmten Größen, die Möglichkeit des Manipulierens von Objekten“, schreibt Manfred Spitzer und greift noch einmal die magische Zahl drei auf.

Bei den meisten Fähigkeiten, die er auflistet, handelt es sich um „privilegiertes“ Lernen: Das menschliche Gehirn hat sich bei zu erlernenden Kompetenzen wie Laufen, Sprechen, räumliches Sehen und räumliches Hören zu der Erwartung hin entwickelt, die notwendigen Stimuli in der Umwelt vorzufinden. Hier wird mühelos gelernt, ganz anders als beim Geigenspielen, Rechnen mit dem Dezimalsystem oder Brüchen, anders als beim Interpretieren von Literatur oder beim Einüben rhetorischer Figuren.

Der Psychologe Remo Largo bemerkt zur Euphorie derjenigen, die mit dem Zeitfenster-Argument für eine Frühförderung plädieren: „Eltern müssen sich nicht ständig aktiv darum bemühen, damit ihr Kind Fortschritte macht. Es braucht nicht ‚gefördert‘ zu werden. Das Kind entwickelt sich aus sich heraus, solange sein körperliches und psychisches Wohlbefinden gewährleistet ist und es entwicklungsspezifische Erfahrungen machen kann.“

Und bei Manfred Spitzer klingt das so: „Die Möglichkeit, laufen zu lernen, ist angeboren. Sie wird dann zur Wirklichkeit des Laufenkönnens, wenn das Kind zur richtigen Zeit die richtige Erfahrung macht. Derjenige, der dafür sorgt, dass dies geschieht, ist vor allem das Kind selbst. Was wir tun können, beschränkt sich im Wesentlichen auf das Bereitstellen der geeigneten Rahmenbedingungen (...). Ich glaube nicht, dass es sich mit dem Lernen in anderen Bereichen wesentlich anders verhält.“

Man sollte also schon wissen, dass privilegiertes Lernen sensiblen Phasen unterliegt. Wenn man sein Kind in den ersten drei Lebensjahren in die Dunkelheit einsperrt oder täglich stundenlang vor den Fernseher setzt und nicht mit ihm spricht, werden sich die Zeitfenster für die motorischen, sprachlichen und akustischen Systeme schließen, und das wird kaum rückgängig zu machen sein. Das neuronale Haus mit seinen wichtigsten Zimmern und Funktionen ist dann fertig, man kann jetzt nicht einfach mal eben so ein ganzes Stockwerk verändern und nachträglich noch Fenster einsetzen. Das weiß man aber als verantwortungsvoller Elternteil intuitiv. Es gibt zwar Zeitfenster für die ersten drei Lebensjahre, allerdings braucht man sich keine Sorgen zu machen, dass privilegiertes Lernen nicht zustande kommt.

Zeitfenster und nicht-privilegiertes Lernen

Wenn es um das nicht-privilegierte Lernen geht, dann gibt es überhaupt keine kritischen Phasen oder Zeitfenster: Wenn man unbedingt will und motiviert ist, kann man auch mit sechzehn Jahren anfangen, Gitarre zu spielen. Einblicke in mathematische Zusammenhänge können während des ganzen Lebens gewonnen werden, ebenso wie man mit 32 Jahren noch ein echter Literaturliebhaber werden kann. Bruer meint in diesem Zusammenhang übrigens, dass auch die Lese- und Schreibfähigkeit auf dem nicht-privilegierten Lernen, also auf der erfahrungsabhängigen Plastizität beruhe. Hier gebe es eigentlich keine kritischen Phasen, was erfolgreiche Leseprogramme für Erwachsene belegen würden.

Schauen wir uns den Spracherwerb bezüglich der Mutter- und einer Fremdsprache etwas genauer an. Welche Kompetenzen benötigt das Kind? Eine phonetische natürlich, es muss Laute erzeugen und identifizieren können; eine grammatikalische, es muss irgendwann, spätestens in der Schule, die verschiedenen Zeiten richtig bilden und die Verben konjugieren können; hinzu kommen eine syntaktische für den richtigen Satzbau, eine lexikalische für die Vokabeln und eine semantische Kompetenz für die Bedeutungsebenen der Wörter. Diese Kompetenzen haben alle neurologische Korrelate, sie basieren auf dem visuellen, akustischen, motorischen sowie auf höherstufigen Gehirnarealen.

Erinnern wir uns an die Studie von Patricia Kuhl aus dem vorigen Kapitel: Säuglinge brabbeln in allen möglichen Lauten, sie beherrschen eine universale Babysprache. Es gibt ungefähr 8000 Sprachen auf dieser Welt, die alle mit ca. siebzig Phonemen, den kleinsten lautlichen Einheiten, auskommen. Jede einzelne Sprache benötigt aber viel weniger Phoneme, Deutsch nur ungefähr vierzig, Italienisch dreißig. Säuglinge reagieren also prinzipiell auf diese siebzig Phoneme (nach Spitzer). Das stellt auch der Entwicklungspsychologe Remo Largo fest: In den ersten fünf Lebensmonaten beherrschten Kinder aus verschiedenen Kulturkreisen die gleichen Laute. Gehörlose Kinder würden zunächst wie hörende emsig vor sich hin plaudern, dann würden sie aber mit der Zeit aufgrund fehlenden Inputs verstummen.

Kuhl konnte nun – wie gezeigt – nachweisen, dass Kinder ab dem sechsten Lebensmonat die Fähigkeit verlieren, sämtliche siebzig Phoneme erkennen zu können, sie verlassen dann allmählich die universelle Brabbelsprache. Es komme zur Feinabstimmung, die dazu diene, dass sich die Kinder in ihre Kultur und die dazugehörige Phonetik der Muttersprache einüben könnten. Sie erkennen ab dem sechsten Monat nur noch Laute, die zur Muttersprache gehören.

Kuhl zieht daraus den Schluss, dass es bei der Phonetik auf die ersten sechs Lebensmonate ankomme, um eine Sprache akzentfrei zu sprechen. Der Sprachpsychologe James Flege von der University of Alabama at Birmingham ist der Meinung, dass das phonetische Vermögen ab dem zweiten Lebensjahr kontinuierlich abnehme, ab dem vierzehnten Lebensjahr gelänge es dann nur noch wenigen Menschen, eine Fremdsprache akzentfrei zu sprechen. Japaner zum Beispiel haben, wenn sie erst als Jugendliche oder Erwachsene Deutsch lernen, erhebliche Schwierigkeiten, das La vom Ra zu unterscheiden. Sie sprechen hartnäckig immer noch die japanische Lautung, weil sie sich als Kinder mit ihrem neuronalen System auf ihre Kultur eingestellt haben, in dem der Unterschied zwischen L und R nicht mehr vorkommt.

Es gibt dazu ein prominentes Beispiel, das ebenfalls immer wieder als Beleg herangezogen wird: Es handelt sich um die Brüder Kissinger. Der Ältere, Henry Kissinger, legendärer Außenminister der USA, kam mit zwölf Jahren in die Vereinigten Staaten und spricht hervorragendes Englisch, allerdings mit deutschem Akzent. Sein Bruder, zwei Jahre jünger, spricht vollkommen akzentfrei. Bruer kommentiert das so: „Die Forschung unterstützt im Großen und Ganzen die Geschichte der Kissinger-Brüder, auch wenn bezüglich des ‚Akzents' verschiedene Forscher durchaus unterschiedliche Meinungen vertreten, wann die kritische Phase dafür aufhört." Manche glaubten, das Zeitfenster für akzentfreies Sprechen der Fremdsprache klappe im Alter von fünf oder sechs Jahren zu, andere denken, erst mit vierzehn.

Immerhin weisen die Studien von Kuhl und Beispiele wie das von den Kissingers auf kritische Phasen für akzentfreies Sprechen hin, wobei es sich keineswegs um Fenster handeln dürfte, die von heute auf morgen zuspringen, im Gegenteil. Berücksichtigung finden in den Studien überhaupt nicht die individuellen Fähigkeiten und Anlagen, die einen Menschen im Hinblick auf das Sprachenlernen besonders talentiert machen oder eben nicht. Die Hirnforschung geht immer davon aus, dass die untersuchten Gehirne pars pro toto stehen. Herausgefunden werden nur universelle Funktionsmechanismen und Entwicklungsperioden, keinesfalls aber individuelle.

Hinsichtlich des Erlernens der Grammatik der Muttersprache weisen viele Forschungsarbeiten ebenfalls auf Zeitfenster in der Kindheit hin. Hirnforscher konnten zeigen, dass die Aktivität des Gehirns umso intensiver ist, je später eine Grammatik gelernt wird. Eine stärkere Aktivierung bedeutet häufig (nicht immer!), dass das Gehirn die Durchführung bestimmter Aufgaben als schwieriger empfindet. Statt grammatikalische Informationen ausschließlich mit der linken Gehirnhälfte zu verarbeiten, verwenden Spätlerner beide Hälften. Diese bilaterale Verarbeitung im Gehirn geht einher mit deutlichen Schwierigkeiten beim korrekten Gebrauch der Grammatik.

Elissa L. Newport, Neurolinguistin an der University of Pennsylvania, analysierte zusammen mit einer Kollegin die kritischen Phasen für das Erlernen der Grammatik in einer zweiten Sprache. Die Forscherinnen rekrutierten muttersprachliche Koreaner und Chinesen im Alter von drei bis 39 Jahren, die zwischen drei und 26 Jahre lang mit der englischen Sprache konfrontiert waren. Die Ergebnisse sind eindeutig: Je jünger die Probanden bei der Ankunft in den USA waren, desto besser beherrschten sie die Grammatik. Bei denjenigen, die mit mehr als siebzehn Jahren eingewandert waren, blieb die Grammatik auch nach langjähriger Übung schlechter als bei den früh Angekommenen. Es gibt also für das Erlernen der Grammatik einer Zweitsprache eine sensible Phase, die mit der Pubertät endet. Allerdings ist auch dieses Ergebnis nicht unumstritten.

Und wie sieht es mit dem Wortschatz und dem Erlernen der Semantik aus? Hier scheint es überhaupt keine sensiblen Phasen zu geben, was jeder wahrscheinlich aus eigener Erfahrung kennt. Natürlich kann man auch mit fünfzehn oder 45 Jahren die semantischen Bestandteile einer Sprache erlernen, ebenso wie den Wortschatz, der sich lebenslang erweitern lässt, auch wenn er in den ersten Lebensjahren sprunghaft ansteigt. Ein fünfjähriges Kind versteht zwischen 8000 und 15 000 Wörter, ein Schulabgänger 60 000, manche Menschen schaffen es dann im Laufe ihres Lebens auf über 120 000 Wörter. Die Hirnpsychologin Helen Neville von der University of Oregon konnte hier zeigen, dass die semantische Verarbeitung von Begriffen mit einem Hirnaktivitätsmuster einhergeht, das unabhängig vom Lebensalter ist.

Zeitfenster als Neuromythos

Die Abteilung der Lehr- und Lernforschung der ETH Zürich, die sich schon seit längerem um die Aufdeckung von Neuromythen verdienstvoll kümmert, kommt zu dem Fazit: „Bestenfalls lassen sich in Bezug auf die Entwicklung grundlegender motorischer und sprachlicher Fähigkeiten (siehe: Tastsinn und Phonetik) so genannte ‚sensible Phasen‘ nachweisen, in denen manche Lernprozesse (...) besonders begünstigt werden.“ Dabei handelt es sich immer um privilegiertes Lernen.

„Hingegen gibt es keine Belege dafür, dass es grundsätzlich nicht möglich ist, zum Beispiel eine Fremdsprache auch im Erwachsenenalter akzentfrei sprechen zu lernen.“ Menschen, die etwa wegen einer in Aussicht stehenden beruflichen Karriere eine Fremdsprache erlernten, würden sich sehr viel Mühe geben und seien hoch motiviert, deshalb könnte ihnen das auch gelingen. Wobei da wiederum Skepsis angebracht ist, siehe das Beispiel der Kissinger-Brüder.

„Hingegen gibt es in Bezug auf solche Inhalte“, heißt es bei der ETH Zürich ergänzend, „die Gegenstände des schulischen Lernens sind, noch nicht einmal sensible Phasen.“ Diese Inhalte seien (siehe das nicht-privilegierte Lernen) nämlich in evolutionärer „Perspektive einfach noch zu jung, als dass sich unser Gehirn durch genetisch festgelegte Entwicklungsprogramme auf den Erwerb dieser Inhalte hätte vorbereiten können“. Deshalb müssten wir in die Schule gehen, um diese Kenntnisse zu erwerben, und könnten sie nicht einfach beiläufig wie zum Beispiel motorische Fähigkeiten erlernen.

Vieles an den „sensiblen Phasen“ und Zeitfenstern entlarvt sich bei genauerem Hinsehen als Neuromythos, gerade wenn es um schulisches Lernen und schulische Wissensvermittlung geht. Hier sind die Erkenntnisse der Hirnforschung wieder zu „unterbestimmt", also allgemein und überindividuell.

Ich selbst kenne die Stärken der Motivation, die alle Zeitfenster überspringen kann. Im Alter von 22 Jahren lernte ich meine Frau an der Universität kennen. Sie ist Japanerin und ich arbeitete mich aus Liebe zu ihr in ihre Sprache ein. Nach einigen Monaten beherrschte ich immerhin 300 Schriftzeichen, konnte einigermaßen mit meinen Schwiegereltern kommunizieren, sprach zwar nicht akzentfrei, aber ich wurde verstanden. Das ermöglicht die Motivation.

Apropos Akzentfreiheit: Meine Frau lernte in den ersten Lebensjahren neben Japanisch auch noch Deutsch in einem österreichischen Kindergarten, sie beherrscht seitdem beide (!) Sprachen akzentfrei. Aber das muss man ja nicht unbedingt als Normalfall deklarieren.

Die Kognitionspsychologin Elsbeth Stern weist immer wieder darauf hin, dass das kindliche Gehirn kein Schwamm sei, der alles einfach nur aufsauge und den man mit beliebigen Kompetenzen „füttern" könne. Das kindliche Gehirn scheine neben der Plastizität auch auf Abwehr von zu großer Komplexität ausgerichtet zu sein. Man könne also kleine Kinder sehr schnell überfordern, wenn man davon ausgehe, sie könnten in der Vorschule mühelos eine Fremdsprache lernen oder sich mühelos naturwissenschaftliches Wissen aneignen.

Also: Ziehen Sie Ihr Kind nicht in einem Schrank auf, lassen Sie es in den ersten Lebensjahren nicht vor dem Fernseher verwahrlosen, alles andere wird es sich selbst suchen und auch finden. Sie dürfen sich abermals zurücklehnen. Und vielleicht beginnen Sie schon morgen damit, zu lernen, wie man japanisches Sushi zubereitet; oder Sie belegen einen Italienisch-Kurs in der Volkshochschule. Sie und Ihr Gehirn werden das schon packen, Motivation ist alles, viele Zeitfenster schließen sich wahrscheinlich erst kurz vor Vollendung Ihres achtzigsten Geburtstages!

9. Der Lernturbo – Positive Emotionen

„Ich fühle, also bin ich."
Antonio R. Damásio

Die Macht der Gefühle

Ich hatte neulich ein interessantes Erlebnis: Ich hatte in meinem Büro meinen Schlüsselbund liegen lassen und war für zwei Stunden im Studio in einem anderen Gebäude. Ich kam erschöpft zurück und fand die Schlüssel nicht mehr. Sofort bekam ich Panik, mein Hypothalamus, tief im Innern des Gehirns, sendete einen Notruf aus, der signalisierte dem Nebennierenmark: Bitte die Stresshormone Adrenalin und Noradrenalin ausschütten, den Körper auf Flucht vorbereiten, Blutdruck und Herzschlagrate steigen lassen, die Muskulatur mit mehr Sauerstoff versorgen, schneller atmen. Ich bekam nasse Hände, gepaart mit Herzklopfen und konnte keinen einzigen klaren Gedanken mehr fassen.

Ich war zum Bioautomaten mutiert, mein limbisches System hatte ganz im Sinne der Hirnforscher reagiert und eine Bewertung im Lichte früherer Erfahrungen durchgeführt: „Ralf, das hast du schon einmal erlebt, damals kostete dich das 3000 Mark, weil die gesamte Schließanlage in dem Mietshaus, in dem du gewohnt hast, ausgetauscht werden musste. Vermeide bitte diese Situation, stelle dich auf Kampf oder Flucht ein!" Was mein Körper auch machte. Wer flüchten will, sollte nicht lange fackeln, es kommt auf Muskelspannung und gesteigerte Herzleistung an, aber nicht auf tiefschürfende Gedanken. Wenig später wurden die Schlüssel dann an einem ganz anderen Ort gefunden.

Die Hirnforschung weiß heute, welches Areal mich da in seiner Gewalt hatte: Es ist die Amygdala im limbischen System, bestehend aus den Mandelkernen, die so heißen, weil das zwei mandelförmige Neuronenhaufen sind, angesiedelt ganz in der Nähe des vorderen Endes des Hippocampus. Sie tragen dazu bei, dass wir unangenehme Situationen schnell lernen. Und wenn wir wieder mit ihnen konfrontiert werden, die Flucht ergreifen. Der Mandelkern ist unser Angstgedächtnis.

Es gibt die genetisch bedingte Urbach-Wiethe-Krankheit, die zu Schädigungen des Mandelkerns führt, was sich auf ganz typische Weise manifestiert. Erzählt man etwa einem Patienten, der darunter leidet, eine Geschichte von einer Frau im geblümten Kleid, die einen Raum betritt, plötzlich kommt ein Mann von hinten auf sie zu und erdolcht sie, dann erinnert er lediglich die Frau mit ihrem geblümten Kleid, nicht aber den Mord. Er hat aufgrund der Schädigung des Mandelkerns kein Angstgedächtnis mehr, er bzw. sein Gehirn kann die Bewertung „Achtung: Gefahr!“ nicht mehr vornehmen.

Seit den Neunzigerjahren des vorigen Jahrhunderts beschäftigt sich die Hirnforschung mit positiven und negativen Emotionen und konnte in vielen Experimenten, vornehmlich an Ratten und Mäusen, zeigen, wie stark sie uns lenken, wie wichtig sie beim Handeln und Lernen sind (siehe die Theorie des limbischen Systems von Gerhard Roth im ersten Kapitel).

Dieser Forschungszweig ist noch relativ jung, weil die Wissenschaftler lange Zeit die Emotionen mit primitiven Hirnregionen identifiziert hatten und sich eher auf ihrer Meinung nach höhere, edlere kognitive Leistungen fokussierten. Das ist heute anders. Es hat ein Paradigmenwechsel stattgefunden: Ich fühle, also bin ich – sagt der Hirnforscher Antonio R. Damásio. Die neuere Hirnforschung hat den Menschen vom Kopf auf die Emotionen gestellt, ohne sie spielt sich wenig ab im Oberstübchen. Manche Hirnforscher sagen sogar selbstbewusst, die Erkenntnisse hätten eindeutig gezeigt, dass der Mensch kein rationales Wesen sei, das mit dem Rechenschieber durch die Welt laufe und alles nach mathematisch-exakten sachlichen Kriterien bewerte. Im Gegenteil! Wir sind Gefühlsriesen und Gedankenzwerge. Deshalb hat die Analogie Computer-Gehirn ein für alle Mal ausgespielt.

Damásio hat bei Patienten, deren Emotionszentrum im Kopf geschädigt war, beobachten können, dass sie nicht mehr in der Lage waren, richtige Entscheidungen zu treffen oder Situationen adäquat zu bewerten. Diese Menschen waren beispielsweise unfähig, in einem Kartenspiel, bei dem es um Geld ging, strategisch zu handeln. Sie verspielten regelmäßig alles, was sie hatten.

Gefühle spielen auch beim Lernen eine große Rolle, darauf machen die Hirnforscher unisono immer wieder aufmerksam, wobei sie auch hier wieder Konzepte und Auffassungen vertreten, die sich zum Teil widersprechen, zum Teil ergänzen.

Mandelkern oder Hippocampus: Angst oder Spaß!

Bleiben wir etwas bei dem Mandelkern, der mich zur Fluchtreaktion getrieben hatte, und ergänzen ihn noch um seinen Gegenspieler, den Hippocampus, ebenfalls eine Struktur des limbischen Systems. Bei Tieren und Menschen ist diese Struktur für die räumliche Orientierung zuständig, ohne den Hippocampus verlaufen Sie sich garantiert in der Stadt beim Einkaufen. Er wird darüber hinaus immer dann aktiv, wenn wir mit neuen Inhalten konfrontiert werden, etwa mit unbekannten Vokabeln einer Fremdsprache oder mit geschichtlichen Ereignissen und den dazugehörigen Daten und Fakten.

Manfred Spitzer und Kollegen kümmern sich um Mandelkern und Hippocampus und gehören zur Fraktion der Hirnforscher, die die Losung ausgeben: Im Klassenzimmer muss das Lernen Spaß machen, erst dann ist es effizient, was so viel heißt wie: erst dann wird der neue Stoff, werden die neuen Fakten langfristig gespeichert. Sofern man effizientes Lernen in erster Linie mit einfachen Erinnerungsleistungen in Verbindung bringen kann, klingt der Ansatz plausibel.

Die Forschergruppe um Spitzer wollte herausfinden, ob sich spätere Erinnerungsleistungen für neutrale Wörter unterscheiden, je nachdem, ob diese Wörter im positiven, negativen oder neutralen emotionalen Kontext eingespeichert werden. Den Versuchspersonen wurden zunächst Bilder präsentiert, die entsprechend positive, negative oder neutrale Emotionen hervorrufen, dann wurde ihnen jeweils das neutrale Wort, welches sie einspeichern sollten, gezeigt. Nachher wurden die Versuchspersonen gebeten, sich an die Wörter frei zu erinnern.

Die Forscher konnten nun nachweisen, dass der emotionale Kontext, in dem die Einspeicherung geschieht, einen modulierenden Einfluss auf die Gedächtnisleistung hat. So wurden diejenigen Wörter am besten erinnert, die in einem positiven emotionalen Kontext eingespeichert wurden. Prinzipiell gibt es für jede emotionale Färbung auch eine bestimmte Schublade im Gehirn: „Während das erfolgreiche Einspeichern von Wörtern in positivem emotionalem Kontext eine Aktivität im Bereich des Hippocampus und Parahippocampus zeigte, fand sich eine Aktivierung der Amygdala während des erfolgreichen Einspeicherns in negativem emotionalem Kontext. Erfolgreiches Einspeichern in neutralem Kontext aktiviert den frontalen Kortex."

Nach Spitzer speichert der Hippocampus also zunächst einmal die Fakten mit dem positiven emotionalen Kontext ab. Und das ist auch gut so. Denn das ist nur ein Teil seiner wichtigen Aufgabe. Nachts ruft der Hippocampus die Fakten wieder auf und transferiert sie Stück für Stück – sozusagen „offline" – in die Gehirnrinde, wo sie langfristig und erfolgreich abgelegt und mit vorhandenem Wissen verknüpft werden.

Der Hippocampus ist in diesem Sinne der Trainer der Gehirnrinde, des Kortex, und stellt gleichzeitig eine Art Zwischenspeicher dar. Auch wenn diese Erkenntnisse über die Funktionsweise wieder im Tierexperiment mit Ratten gewonnen wurden, leitet Spitzer daraus mindestens zwei Verhaltensregeln für unsere Kinder ab: Erstens ist Schlaf gut fürs Lernen, das neu gelernte Material gelangt unbemerkt und wie von selbst in den Kortex, zweitens: Lernen funktioniert am besten „bei guter Laune", weil das zu Lernende dann automatisch im Hippocampus landet.

Fehlt diese positive Atmosphäre und dominiert eine negative Stresssituation, gelangen die neuen Fakten sofort in den Mandelkern, ins Angstgedächtnis, und dann kann man mit ihnen so gut wie nichts mehr anfangen. Der Mandelkern verhindert kreatives Lernen, Problemlösen, Argumentieren, eine sinnvolle Verknüpfung des Gelernten mit schon gespeichertem Material. Er etabliert einen kognitiven Angst-Stil, der eng, unkreativ ist und auf Schnelligkeit hinausläuft. Eben auf die Flucht. Siehe meine Episode mit dem verlorenen Schlüsselbund.

Spitzer warnt mit solchen neurowissenschaftlichen Erkenntnissen vor schlechter Laune im Klassenzimmer, auch vor akuten Stresssituationen. Stresshormone würden ganz eindeutig die Neuronen des Hippocampus schädigen, sie verursachen eine verminderte Energiezufuhr für die Zellen und können im Extremfall sogar zu deren Tod führen.

Ohne Hippocampus läuft beim Lernen also gar nichts, wir wären nicht mal aufnahmefähig für Neues, Unbekanntes. Denn auch das ist nach Spitzer seine Funktion: Er ist ein „Neuigkeitsdetektor", der alles Neue nach dem Interessantheitsgrad bewertet. Ist dieser hoch, wird die Information vom Hippocampus mit der Etikette „interessant" versehen, und andere für das Lernen wichtige Hirnregionen werden hochgefahren, um die neuen Inhalte zu verarbeiten.

Es gibt mittlerweile keinen Hirnforscher mehr, der sich mit Lerntheorien beschäftigt und die Rolle der Emotionen abstreiten würde. Die Disziplin wird nicht müde, auf Faktoren hinzuweisen, die lange Zeit wenig Berücksichtigung fanden: Auf eine entspannte Atmosphäre im Klassenzimmer, auf einen Lehrer, der durch ein Lächeln auf seinem Gesicht einen positiven Resonanzraum erzeugt, damit die Amygdala aus- und gleichzeitig die Spiegelneuronen bei seinen Schülern anschaltet.

Was soll nun ein Lehrer, der sich durch die neurowissenschaftliche Literatur zur Funktion des Hippocampus nach Schulschluss gearbeitet hat, mit den Erkenntnissen anfangen? Wie gestaltet, strukturiert und inszeniert er die gute Laune über 45 Minuten lang? Und vor allem: Wann darf die gute Laune unterbrochen werden, beim Schreiben eines unangekündigten Tests, beim Abfragen von Vokabeln? Die Frage bleibt auch, ob guter Unterricht nicht gerade davon abhängt, inwieweit es dem Lehrer gelingt, sich von Emotionen und Stimmungen, seien diese nun negativ oder positiv, zu lösen. Und eins dürfte ja auch klar sein: Permanente gute Laune ist ebenso unproduktiv wie permanenter Stress, auf die Mischung kommt es an.

Manfred Spitzer jedenfalls, der Gute-Laune-Hirnforscher, verzichtet auf konkrete Ratschläge, wohl wissend, dass die quantitativen Analysen und Experimente der Hirnforschung viel zu allgemein sind, um praxisrelevante Handreichungen für den pädagogischen Alltag zu generieren. Und bitteschön! Was sagt ein simples Wort-Experiment mit Amygdala (Mandelkerne) und Hippocampus schon über komplexe Lernvorgänge aus, ging es dabei doch lediglich um unzusammenhängende Wörter, die mit irgendwelchen emotionalen Etiketten versehen wurden.

Auch der Bremer Hirnforscher Gerhard Roth unterstreicht die Rolle des limbischen Systems als „Kontrolleur des Lernerfolgs". „Nur Emotionen bewirken was", schreibt er lakonisch. Da für ihn das limbische System das „zentrale Bewertungsgedächtnis" des Gehirns ist (siehe Kapitel 1), das bei jeder Erfahrung abspeichert, ob diese angenehm oder unangenehm war und ob es sich infolgedessen lohnt, dieselbe zu wiederholen oder zu vermeiden, müsse der Lehrer schon frühzeitig darauf achten, eine positive Konditionierung auf den Weg zu bringen. Lernen solle Spaß machen, Lernen und Schule dürften nicht frühzeitig als mühselig und langweilig empfunden werden, das merke sich die oberste Bewertungsinstanz im Gehirn und stelle dann auf Rot.

Das Gehirn des Schülers registriert nach Gerhard Roth vor allem die äußeren Umstände, den Kontext, in dem ein neu zu lernender Inhalt vermittelt wurde: War der Lehrer gut gelaunt oder lustlos, wie sah das Klassenzimmer aus, war es schäbig oder freundlich, herrschte dort eine entspannte oder aggressive Stimmung? Jede neue Lernsituation wird durch das limbische System mit früheren Erfahrungen abgeglichen. Sagt das limbische System: „Achtung, jetzt kommt wieder eine Situation, die Angst macht!", dann schaltet das Schülergehirn auf Durchzug, neue Inhalte haben in diesem Fall eine „geringe Chance, dauerhaft im Gedächtnis verankert zu werden".

Wobei Roth im Hinblick auf die Gute-Laune-Maxime seines Ulmer Kollegen differenzierend hinzufügt: „Leichter", „anregender Stress" ist „generell lernfördernd". Ohne leichten Stress würde sich das Gehirn kaum aufmerksam einem neuen Inhalt zuwenden können, ohne eine leichte Anspannung komme es nicht zur Ausschüttung bestimmter Neurotransmitter und Hormone, die die Konzentration, die Aufmerksamkeit, die Neugier und die Belohnungserwartung initiierten.

Noradrenalin erhöht die Aufmerksamkeit, die notwendig ist, um sich auf ein neues Problem zu konzentrieren und Nebensächliches auszublenden. Dopamin ist der Glücksstoff fürs Lernen (siehe Kapitel „Experimente"), er steuert das Neugierdeverhalten und die Belohnungserwartung, Serotonin ist zuständig für Beruhigung und Wohlgefühl, Acetylcholin für gezielte Aufmerksamkeit.

Roth unterscheidet zwischen positivem Stress, der die Schüler auch fordert und eine spätere Belohnung in Aussicht stellt, und negativem Stress, verbunden mit Versagensangst oder Angst vor dem Lehrer. Bei negativem Stress werde Lernen erschwert bis unmöglich gemacht.

Wenn einem Schüler ab der ersten Klasse klar geworden ist, dass Lernen Spaß macht, dass der Lehrer ihn fördert und fordert und dazu noch einfühlsam ist, dann schüttet er bei jedem weiteren Lernvorgang vor allem das Dopamin aus; er wird dank dieses Neurotransmitters immer mehr lernen wollen, er wird zu Höchstleistungen angespornt. So stellt man sich das aus neurowissenschaftlicher Perspektive vor.

Der Hippocampus dieses Schülers funktioniert dann prächtig und wird fortan neue Fakten aufnehmen und sie brav an den Kortex weiterleiten. Mithilfe des autobiografischen Gedächtnisses wird der Hippocampus nur angenehme Situationen abspeichern, so dass sich unser Schüler sehr detailgenau an die schönen Stunden des Lernens erinnert: an den Geruch im Klassenzimmer, die Farbe der Wände, die Jacke der Lehrerin, seine wohlige Gefühlslage. Es kann aber eben auch ganz anders ablaufen, mit Stress, Angst, Unwohlsein und schlechten Schulnoten. Auch das merkt sich das limbische System, was dann mitverantwortlich sein dürfte für eine negative Schulkarriere.

Emotionen transponieren die neuronale Sinfonie in unserem Gehirn (Kapitel 1 Wolf Singer) in jeweils unterschiedliche Tonarten, mal ist es Dur, mal Moll. Dur macht den Weg frei für kreative kognitive Leistungen, Moll für genau das Gegenteil: starre Routine, Unflexibilität.

Sie merken schon: Die Forschungsergebnisse sind insgesamt unterkomplex und die Argumente nicht ganz auf einen Nenner zu bringen. Während der eine Hirnforscher für gute Laune im Klassenzimmer votiert und die Amygdala am liebsten ganz aus dem Lernprozess eliminieren würde, sagt der andere, ein wenig Stress sei ganz hilfreich, der Schüler müsse in jedem Fall emotional beteiligt sein. Ein dritter setzt hinzu: Lernen müsse irgendwo zwischen Fördern und Fordern angesiedelt sein (siehe Henning Scheich). Ein vierter prangert jede Art von „Verunsicherung, von Angst und Druck" an (Gerald Hüther), weil das dazu führe, dass nichts Neues mehr gelernt werde. Und in einem Ratgeber ist zu lesen: „Panik und Stress (...) reduzieren die Hirntätigkeit um bis zur Hälfte", nur „in einer als gefühlsmäßig positiv erlebten Lernsituation kann Neues aufgenommen werden. (...) Schule muss Lernen in entspanntem Zustand ermöglichen, fern von jeder Angst, die Denkblockaden oder Sinnesstörungen hervorrufen kann."

Zum Glück sind wir noch nicht so weit, um Lehrer mit Erkenntnissen der Hirnforschung vor angstbesetzten Situationen warnen zu müssen, die bei den armen Schülern Denkblockaden auslösen könnten. Auch wenn die heutige Schule nicht immer so funktioniert, wie sie sollte und könnte, so ist sie dennoch angstfrei, glaube ich zumindest.

Stress ist nicht gleich Stress

An wen oder was soll man sich nun halten? Kuschel- bzw. Spaßpädagogik, ja oder nein, lautet die Gretchenfrage. Wo hört das fördernde und fordernde Quäntchen Stress auf, wo fängt es an? Wo hört die emotionale Beteiligung auf, wo beginnt sie? Wie bringt man als Lehrer die Schüler im Chemieunterricht zum Lachen, beim Vorführen des Atommodells von Niels Bohr?

Nun haben im Jahre 2005 drei Kollegen von der Universität Düsseldorf die Spaßthese erhärten können. Das gibt einen Punkt für Spitzer. In ihrem Experiment wurden die Versuchspersonen einer fiktiven Drucksituation ausgesetzt. Dann mussten sie sich wenig später an Wörter mit neutralem und solche mit emotionalem Inhalt erinnern, die sie einen Tag vorher gelernt hatten. Das Ergebnis: Der Stress führt zur deutlichen Abnahme der Erinnerungsleistung für emotionale Wörter. Neutrale hingegen behielten die Teilnehmer ebenso gut, wie das den Personen ohne Belastungstest gelang. Die Forscher führen das wie Spitzer in seinem Experiment auf die Amygdala zurück, die durch Stress aktiviert wird.

Leider gibt es dazu schon wieder ein neues anderes Experiment, das Wasser in den Wein der Stressgegner gießt und das Pendel zugunsten von Roths Position ausschlagen lässt. Ein Punkt für Roth, einen Punktabzug für Spitzer. Psychischer Stress kann unter bestimmten Bedingungen die Erinnerungsleistung sogar verbessern. Forscher von der University of California in Irvine führten ihren Teilnehmern eine Reihe neutraler und emotional aufgeladener Bilder vor. Dann mussten die Probanden die Hand mehrere Minuten lang in Eiswasser legen – eine Stresssituation für den Körper. Und siehe da: Diejenigen Probanden, die kurz nach dem Lernen geärgert wurden, konnten sich an mehr Bilder erinnern als diejenigen, denen die unangenehme Erfahrung mit dem Eiswasser erspart blieb (siehe „Gehirn & Geist" 1–2/2010).

Diese Studie kann man nun so interpretieren, dass positiver Stress, der mit einer Lernsituation gekoppelt war, dazu führt, die Erinnerungsleistung und damit das Lernen zu befördern. Das betrifft aber wohlgemerkt nur Leistungen wie das Auswendiglernen von Wörtern oder Fakten. Es ist fraglich, ob das auch auf komplexere Lernvorgänge übertragbar ist.

Andere Forscher haben schon 1996 ein Experiment mit Ratten durchgeführt, das diese letzte Interpretation stützt. Sie setzten die Nager vor der Lernsituation unter Stress und beobachteten dann, wie sie in einem Labyrinth Leckerbissen ausfindig machten. Unkontrollierbarer Stress, der nicht mit der Lernsituation unmittelbar zusammenhängt, beeinflusste die Gedächtnisleistung eindeutig negativ.

Offenbar ist also beim Lernen wichtig, wenn es a) positiven Stress in kleinen Dosen gibt, wenn dieser Stress b) unmittelbar mit der Lernsituation zusammenhängt.

Auf biochemischer Ebene scheint sich das ebenfalls zu bestätigen. Lernen hat ja aus neurowissenschaftlicher Sicht immer damit zu tun, dass synaptische Verbindungen gestärkt werden. Stress beeinflusst diesen Prozess.

Den Vorgang, bei dem ein Signal einer Zelle auf die Nachbarzelle übertragen wird, nennt man Langzeitpotenzierung, LTP (siehe Kapitel 7). Wirken nun Stresshormone im richtigen Zeitfenster auf die Nervenzellen ein, fördert das die LTP und damit die Erinnerungsleistung. Umgekehrt werden die synaptischen Verbindungen geschwächt, wenn der Stress nicht mit der Lernsituation zusammen auftritt.

Mittlerweile ist die Hirnforschung auch so weit, zumindest ansatzweise die molekularen Vorgänge, die dabei eine Rolle spielen, zu beschreiben. Die Forscher haben – berichtet „Gehirn & Geist“ in der ersten Ausgabe des Jahres 2010 – sogenannte „Zelladhäsionsmoleküle“ ausgemacht, die die Synapsen stabilisieren und die Signalübertragung erleichtern. Allerdings wurden die Experimente wieder nur mit Tieren durchgeführt. Bis man soweit ist, ein Schülergehirn daraufhin genau zu „durchleuchten“, dürfte noch viel Zeit vergehen.

Jedenfalls hat der Stress für die Neurowissenschaftler viele Gesichter, er kann als positiver oder negativer Stress auftreten, er kann wohl dosiert mit Lernsituationen zusammenhängen, dann stärkt er die synaptischen Verbindungen. Und wie sieht es mit der guten Laune aus, mit den emotional positiven Wörtern, die im Hippocampus landen, stimmt diese Theorie?

Bislang steht es 1:0 für Roth, gleich wird es 2:0 stehen. Es gibt psychologische Experimente, die eine andere Deutung zulassen. Bei einer Studie, die die Erziehungswissenschaftlerin Nicole Becker zitiert, sollten die Versuchspersonen von persönlichen Erlebnissen berichten. Dabei wurde je nach Versuchsdurchlauf gezählt, wie viel positive und negative Erlebnisse sie berichteten und ob die positiven den Probanden schneller einfielen.

Diese Untersuchung, die mit dem autobiografischen Gedächtnis zu tun hat, spricht dafür – so formuliert es der Psychologieprofessor Thomas Goschke von der TU Dresden –, dass „emotional erregende, positive wie negative Erlebnisse sowie die Umstände, unter denen man von den erregenden Ereignissen erfährt, langfristig besser behalten werden". Und: Es gibt nur schwache Hinweise dafür, dass positive Erlebnisse per se besser behalten werden.

Das ist kein Plädoyer gegen die Bedeutung der Emotionen. Es gilt vielmehr: Je interessanter eine Sache ist, je mehr sie den Schüler emotional berührt – sei es nun negativ oder positiv –, desto besser ist das für den Prozess der Einspeicherung.

Das bestätigt ja wieder mal die alltägliche Erfahrung. Die meisten von uns werden wahrscheinlich noch wissen, was sie am Tag des 11. September 2001 gemacht hatten, als die Terroristen die beiden Flugzeuge in die Twin Towers steuerten. Das Ereignis hatte natürlich einen eindeutig negativen emotionalen Kontext, dennoch hat es sich bei vielen unauslöschlich ins autobiografische Gedächtnis eingegraben, weil wir emotional beim Ereignis stark beteiligt waren.

Und die meisten von uns dürften sich noch an die Trennung von der ersten großen Liebe erinnern, die auch eher negativ konnotiert war. Wir werden auch das niemals wieder vergessen, weil es eine starke emotionale und biografische Bedeutsamkeit hat.

Gedächtnisschubladen und Gefühle

Was sagt nun die moderne Gedächtnisforschung zu den neurowissenschaftlichen Theorien und Hypothesen bezüglich der Emotion? Hans J. Markowitsch von der Universität Bielefeld ist Deutschlands wohl bekanntester Gedächtnisforscher. Er unterscheidet neben dem Kurz- und Langzeitgedächtnis fünf verschiedene Systeme, die in der Forschung mittlerweile Konsens sind.

1. Das prozedurale Gedächtnis: Es enthält motorische Fertigkeiten samt dazugehöriger Handlungsmuster, die wir unbewusst abrufen und über die wir bei der Ausführung nicht mehr nachdenken müssen. Wenn wir Auto- oder Fahrradfahren, wenn wir Kartenspielen, dann kommt dieses System zum Einsatz.
2. Das Priming-Gedächtnis: Es ist etwa für eine Wiedererkennung bestimmter Reize notwendig. Wir hören im Radio eine Musik und zu der Melodie fällt uns ad hoc der dazugehörige Text ein.
3. Das perzeptuelle Gedächtnis: Damit können wir sicher zwischen Äpfeln und Birnen unterscheiden, wir können also Objekte nach Wahrnehmungsmerkmalen klassifizieren.
4. Das Wissens- oder Faktengedächtnis: Hier ist abgelegt: Paris ist die Hauptstadt von Frankreich, 2 mal 3 ist 6, die Wurzel aus 9 ist 3.
5. Das episodisch-autobiografische Gedächtnis: Es bezieht sich auf die ganze Bandbreite von Erlebnissen und den damit verbundenen Emotionen, die für uns wichtig sind: Wie und wo wir geheiratet haben, wie unser Sohn zur Welt kam, wie wir an der Uni die erste Seminararbeit geschrieben haben, wie der Fahrlehrer aussah, mit dem wir den Führerschein gemacht haben.

Im Zusammenhang von Lernen und Emotionen sind das episodische und das Wissensgedächtnis von entscheidender Bedeutung. Beide Abteilungen werden „deklarative“ Systeme genannt, weil sich deren Inhalte sprachlich darstellen lassen, im Gegensatz etwa zum unbewussten prozeduralen Gedächtnis.

Markowitsch macht zunächst auf die Bedeutung von Emotionen und des limbischen Systems aufmerksam. Jede Information, die über unsere Sinnessysteme ins Gehirn kommt, verbleibt zunächst für einige Sekunden im Kurzzeitgedächtnis und wird dann „heruntergeleitet" zum limbischen System. Hier wird sie mit emotionalen Bewertungen versehen. Wenn das limbische System das erfolgreich gemacht hat, wird sie weitergeleitet auf die Hirnrindenebene, um dort endgültig abgelagert zu werden: entweder als Information mit persönlich-biografischer Relevanz im episodischen Gedächtnis oder als Faktenwissen im Wissenssystem.

Das limbische System funktioniert wie eine Schleuse, die alle Informationen auf ihrem Weg in Richtung Langzeitgedächtnis passieren müssen. Damit bestätigt auch die Gedächtnisforschung die Rolle der Emotionen. Allerdings ist Markowitsch nicht so sehr auf die Bedeutung von positiven Emotionen fixiert. Wichtiger scheint ihm die prinzipielle emotionale Beteiligung und Bewertung des Lernenden zu sein. Persönlich relevante Informationen werden anscheinend besser im Langzeitgedächtnis abgelegt als irrelevante.

Das spiegelt sich in der Architektur der Gedächtnisschubladen wider: Episodisches und Wissensgedächtnis verhalten sich hierarchisch zueinander. Das episodische Gedächtnis hat Priorität, das Wissenssystem geht aus diesem erst durch „Einschleifen" hervor. Das ist ein ganz wichtiger Theoriebaustein: Nur dann, wenn der Schüler eine persönliche Beziehung zum Stoff herstellen kann, „stärkt" das sein Wissensgedächtnis. Der autobiografisch-emotionale Bezug ist somit entscheidend für das erfolgreiche Aufnehmen und Verarbeiten von Wissen im Langzeitgedächtnis.

Wobei es auch hier eine Variante gibt, auf die Nicole Becker verweist: Einige Hirn- und Gedächtnisforscher meinen nämlich, es gebe prinzipiell einen Lernweg am limbischen System vorbei. Der sei zwar besonders mühselig, weil die emotionale Anreicherung des Stoffs fehle, aber möglich. Die neue Information wird bei dieser Variante erfolgreich gespeichert, wenn sie häufig und stereotyp wiederholt wird. Also etwa, wenn ein Schüler Englischvokabeln, zu denen er wenig oder gar keinen emotionalen Bezug hat, auswendig lernen muss. Da ist dann stures Pauken angesagt.

Erziehungswissenschaftler, Pädagogen und Lernforscher kritisieren zurecht die Vielfalt dieser Ansätze, die Simplizität vieler Experimente sowie die Allgemeinheit der Thesen. Prinzipiell lässt sich wohl nur sagen, dass die Neurowissenschaften die Bedeutung der Emotionen für das effiziente und langfristige Abspeichern zu lernender Inhalte nachgewiesen hat. Grundsätzlich scheint zu gelten: Je mehr der Schüler beim Lernen emotional beteiligt ist, je mehr sein Interesse geweckt wird, je mehr er sich dem Stoff zuwenden und ihn mit vorhandenen Erfahrungen und Erlebnissen aus seinem episodisch-autobiografischen Gedächtnis in Verbindung bringen kann, desto besser fürs Lernen. Markowitsch spricht von einer Bestätigung einer „Allerweltsweisheit".

Die wird durch unsere alltägliche Erfahrung bestätigt. Ich kann mich noch sehr gut an eine Stunde im Fach Chemie erinnern: Der Lehrer zeigte uns das Orbitalmodell, welches die Struktur von Atomen veranschaulicht. Es erinnerte mich sofort an einen sehr witzigen Kegelabend. Dieses Modell besteht in der Tat aus skurrilen Kegeln, die zeigen sollen, wo sich Elektronen gerade aufhalten könnten. Das ist ein komplexes Thema, ich habe es jedenfalls behalten, weil ich es verbinden konnte mit einer Episode aus meinem biografischen Gedächtnis.

Damit ist aber nicht gesagt, dass sich Menschen Unterrichtsinhalte, die sie nach persönlicher Bedeutsamkeit bewerten können, jederzeit und automatisch besser merken und auch besser verstehen können. Dazu sind schließlich Verstand und auch so etwas wie Einsicht nötig. Die Erziehungswissenschaftlerin Nicole Becker schreibt, dass die Neurowissenschaften letztlich nur eins feststellen können: Es komme weder auf die ausschließliche Bedeutung des Verstandes noch auf die ausschließliche Betonung der Emotionen beim Lernen an. Auch hierzu passt der Begriff „Allerweltsweisheit".

Was man mit den neurowissenschaftlichen Erkenntnissen im Unterricht konkret macht, wie man sie mit Leben füllt, ohne den Lehrplan gleich über den Haufen zu werfen, muss jeder Lehrer selbst entscheiden. Sein pädagogisches Geschick ist gefragt, wenn es um die Strukturierung des Unterrichts geht. Er muss wissen, wann Entspannung abgelöst wird durch leichten Stress, wann Spaß zugelassen wird, wann nicht, wann er die Schülergehirne von Moll auf Dur umschalten lässt. Der Lehrer hat im Schulalltag nicht dreißig Gehirne vor sich sitzen, sondern dreißig Individuen, die man nicht alle einer Dopamindusche aussetzen kann.

Die Neurowissenschaften können im Moment die Rolle von positiven oder negativen Emotionen beim Lernen nur grob charakterisieren. Die Vielfalt menschlicher Gefühlswelten wird dadurch kaum adäquat erfasst. Außerdem haben die Forscher mit ihren Experimenten und Konzepten lediglich die äußeren Umstände des Lernens im Blick: Wie werden die Unterrichtsinhalte präsentiert, hat der Lehrer gute Laune, ist die Atmosphäre im Klassenzimmer in Ordnung – und sie schlussfolgern von den äußeren auf die inneren Umstände, was etwas einfach gedacht ist: Stimmt die Atmosphäre im Klassenzimmer, dann stimmt auch die Neurotransmitterausschüttung im Gehirn des Schülers.

Neuronale Muster im Kopf

Sinnvoller als die Rede von positiven Emotionen im Klassenzimmer scheint mir das neurowissenschaftliche Konzept der neuronalen Muster oder, wie die Hirnforscher das nennen, „neuronaler Repräsentationen“ zu sein. Hier geht es nämlich um Wissensaneignung.

Die Musterbildung im Gehirn funktioniert so: Die zweijährige Jasmin sieht eine Katze. Die Mutter sagt: „Schau mal, eine Katze. Hör mal, wie die schnurrt. Fass sie mal an, wie weich die ist. Und die riecht auch gut.“ Wenn Jasmin einige Tage später wieder eine Katze sieht, passiert das gleiche, die Mutter hilft ihr abermals dabei, das Tier mit einem Wort, einem Tast- und Hörerlebnis und einem visuellen Bild zu verbinden. Das führt dann schließlich dazu, dass sich im Gehirn der kleinen Jasmin ein neuronales Katzenmuster bildet. Das ist so etwas Ähnliches wie ein inneres Abbild von bestimmten äußeren, durch Reize vermittelten, „Charakteristika und Strukturen“ (Spitzer) der Umwelt.

Im Kapitel 6 wurde schon erläutert, dass wir bei unserer Geburt über fast alle Neuronen verfügen, die allermeisten sind aber noch nicht auf spezifische Weise ausgebildet, sie sind noch nicht durch Muster determiniert. Dies geschieht durch jeden noch so beiläufigen Wahrnehmungs- und Verarbeitungsprozess.

Und da kommt wieder das Hebb'sche Postulat ins Spiel: Nervenzellen, die durch solche Prozesse gleichzeitig aktiv sind, verstärken die zwischen ihnen vorhandenen synaptischen Verbindungen.

Jasmins Gehirn legte bei der ersten Begegnung mit der Katze einen kleinen „Trampelpfad“ an und mit jeder neuen Begegnung wird daraus dann eine „Autobahn“, ein festes, dauerhaftes neuronales Muster, auf das Jasmin jederzeit zurückgreifen kann, auch wenn sie keine Katze oder nur ihren Schwanz sieht. Das genügt dem Gehirn schon, um aus einem Teil eine ganze Katze zusammenzufügen. Wichtig bei diesem Prozess ist, dass die eingehenden Signale regelmäßig sind. Würde die Mutter zu der Katze mal Katze und mal Hund sagen, wäre Jasmins Gehirn ziemlich verwirrt und könnte weder Trampelpfade noch Autobahnen anlegen.

Neuronale Muster entstehen also, indem sich Neuronen zu Gruppen zusammenschließen, um irgendein relevantes Objekt der Erfahrungswirklichkeit im Kopf zu repräsentieren. Die einzelnen Neuronen innerhalb dieser Gruppen signalisieren dabei die Eigenschaften des Objekts: seine Farbe, seine äußere

Form, den Geruch, den es ausströmt, die Geräusche, die von ihm ausgehen. Wann immer wir eine Katze sehen oder sie uns imaginieren, beginnen sich die dazugehörigen Neuronencluster zu synchronisieren, sie feuern einträchtig zusammen, um im Kopf eine Katze zu repräsentieren.

Jeder neue Duft, jede Wahrnehmung einer uns bislang unbekannten Blume, jedes Hören eines neuen Musikstücks, jedes menschliche Gesicht, jeder Apfel hinterlässt in unserem Gehirn so ein neuronales Muster. Die Forschung konnte nicht nur nachweisen, dass es Neuronen für Ecken, Kanten, Farben, Töne, Gerüche, Gesichter gibt, sondern auch für höherstufige Verarbeitungsprozesse, etwa für allgemeine Kategorien, mit denen wir Objekte der Erfahrungswirklichkeit klassifizieren können.

Das macht aus evolutionsgeschichtlicher Perspektive einen Sinn. Wenn unsere Vorfahren hinter einem Busch eine undeutliche Silhouette samt spezifischer Farbmuster wahrnahmen, war es gut, wenn sie das schnell als gefährliches Raubtier identifizieren und Reißaus nehmen konnten.

Wir Menschen sehen überall Muster, das hat uns die Evolution so eingeimpft. Manchmal sehen wir auch zu viele Muster. Der Film „A Beautiful Mind" schildert sehr einfühlsam und authentisch die wahre Geschichte des genialen Mathematikers, Ökonomen und Nobelpreisträgers John F. Nash, der aufgrund seiner Schizophrenie eine Inselbegabung hatte. Er konnte aus unendlich langen Zahlenkolonnen sofort Muster herausfiltern. In seinem Fall hypertrophierte die in uns angelegte Fähigkeit und verselbständigte sich. Wir „normalen" Menschen sind aber auch auf Mustererkennung und Musterbildung angelegt, nicht umsonst spricht man von Verhaltensmustern, Gefühlsmustern, Persönlichkeitsmustern, Wahrnehmungs- und Denkmustern.

Lernprozesse haben damit zu tun, dass wir neues Wissen, neue Erfahrungen, neue Sinneseindrücke aufnehmen und integrieren können. Dieser Integrationsprozess lässt sich auf neuronaler Ebene so erklären: Das Gehirn versucht beim Lernen ein im Gehirn schon abgespeichertes „Verschaltungsmuster" (Gerald Hüther) so zu aktivieren, dass es zu dem neu zu lernenden Muster passt. Bei diesem Prozess gibt es – wie der Hirnforscher Gerald Hüther ausführt – prinzipiell drei Möglichkeiten: a) Altes und neues Muster stimmen beide überein, dann reagieren wir meistens mit routinemäßiger Langeweile: „Das kenne ich schon, das ist uninteressant." b) Altes und neues Muster passen gar nicht zusammen. In diesem Fall geschieht gar nichts. Der dritte Weg ist für das Lernen am besten: c) Aus der Erinnerung abgerufene neuronale Muster passen teilweise zum neuen Wahrnehmungsbild, eine Überlappung ist möglich, und dann passiert Folgendes: Das alte Muster wird so lange verändert, umgebaut, bis das neue Muster in dieses modifizierte „Bild" aufgenommen werden kann.

Aus der Theorie der neuronalen Mustererkennung lassen sich mindestens drei pädagogische Leitlinien ableiten.

1. Es ist beim Lernen neuer Inhalte oder Sachverhalte wichtig, an das Vorwissen der Kinder anzuknüpfen. Erst dann kommt es ja zur teilweisen Überlappung des neuen Wahrnehmungsmusters mit der schon vorhandenen Repräsentation. Es ist also wenig sinnvoll, wenn man einem Schüler den Satz des Pythagoras erklären möchte, obwohl dieser noch nie etwas von einer Quadratzahl gehört hat.
2. Übung macht den Meister! Nur durch das Wiederholen von Lernprozessen samt dazugehörigen Inhalten verfestigen sich neuronale Muster. Aus Trampelpfaden werden dank Langzeitpotenzierung nur dann Autobahnen, wenn das Gehirn mit regelhaften Signalen konfrontiert wird.

Auch anschauliche schlagkräftige Beispiele sollten die Übungen begleiten, sie unterstützen die Musterbildung.

3. Unser Gedächtnis besteht ja aus mehreren Systemen, die man sich auch als Schubladen vorstellen kann. Da neuronale Repräsentationen in verschiedenen Schubladen unseres Gedächtnisses abgelegt sind und dort immer wieder aufgerufen werden können, empfiehlt es sich, den neu zu lernenden Stoff mit möglichst vielen Erinnerungsschubladen zu koppeln. Das ermöglicht eine mühelose Integration des Neuen in vorhandene Muster, denn: Je mehr Wissensinhalte schon vorhanden sind, desto besser ist die Anschlussfähigkeit des Gelernten, das begünstigt insgesamt auch die Erinnerbarkeit des neuen Stoffs.

Mit allen Punkten werden bewährte pädagogische Maximen wissenschaftlich untermauert, vor allem wird das mehrkanalige Lernen oder auch: das Lernen mit allen Sinnen präferiert. Wenn das Thema Musik in der Grundschule durchgenommen wird, dann sollten die Kinder Noten schreiben, sie sollten musizieren, Musik hören, darüber reden und vielleicht in einem kleinen Theaterstück ein Orchester simulieren. Das Thema Musik wird so mit allen möglichen Wissensschubladen verbunden und in möglichst vielen Netzen im Gehirn abgespeichert.

Ich vermute, Sie werden jetzt nach dem Lesen dieses Kapitels nicht gleich aufspringen und den Lehrer Ihrer Tochter oder Ihres Sohns anrufen, um ihm eine Standpauke zu halten: „Lieber Herr Meyer, haben Sie eigentlich schon was von Dopamin und Spaß beim Lernen gehört, von persönlicher Ansprache und neuronalen Mustern?“ Die Erkenntnisse der Hirnforschung zur Musterbildung, zur Rolle der Emotionen und zum mehrkanaligen Lernen sind sehr allgemeine „Allerweltsweisheiten“, im Moment jedenfalls noch.

10. Neuronenfeuer in der Leistungsgesellschaft

„Das Gehirn ist mein zweitliebstes Organ."
Woody Allen

Ich bin skeptisch, wenn es um die Hirnforschung geht. Fast täglich werden neue Forschungsergebnisse produziert und veröffentlicht, die enttäuschenderweise immer auf demselben Muster beruhen, auf der Wenn-Dann-Struktur: Wenn wir den Versuchsteilnehmern diese oder jene Wörter zeigen, wird diese oder jene Region im Gehirn aktiviert. Das ist nicht besonders herausfordernd und innovativ, und ich glaube kaum, dass man mit diesen Mustern jemals die Komplexität des Gehirns entschlüsseln kann.

Was sollen wir mit den Erkenntnissen nun anfangen? Was haben wir davon, wenn wir wissen, in welchem Miniatur-Raum in unserem Kopf ein Neuronenhaufen sitzt, der für das Langzeitgedächtnis oder für negative Emotionen zuständig ist? Bei der Behandlung von neurologischen Krankheiten sehr viel, das steht fest. Aber nicht bei der Diskussion über eine neue Lehr- und Lernkultur oder ein neues Menschenbild, da bin ich skeptisch.

Verstehen Sie mich nicht falsch! Ich verdamme diese faszinierende Wissenschaft nicht, nein, ich finde sie überaus fruchtbar, gerade wenn es um Erkenntnisse über neurologische Krankheiten wie Parkinson und die daraus resultierenden Therapien geht. Hilfreich sind auch die neurowissenschaftlichen Experimente und Konzepte zur Lese- und Rechtschreibschwäche oder zur Dyskalkulie. Wenn es aber um so etwas wie Bildung geht, finde ich die Hirnforschung selten tauglich zur Beantwortung der Kernfragen: Welche Art von Bildung brauchen wir, um im Leben zurechtzukommen und in der Wissensgesellschaft überleben zu können? Wann haben wir eigentlich etwas richtig verstanden, jenseits der Rede von Neuronen, Synapsenpflege, Mustererkennung und Dopaminausstoß?

Wenn ich mich für die Gefühlswelt eines Menschen aus dem 18. Jahrhundert interessiere, greife ich lieber zu Goethes „Werther" als zu einem neurowissenschaftlichen Exkurs über das limbische System. Wenn ich wissen will, wie Börsianer „ticken", lese ich mit höchstem Vergnügen „Fegefeuer der Eitelkeiten" von Tom Wolfe. Und wenn ich wissen will, wie und warum sich alte Männer zuweilen in junge Mädchen verlieben können, was das in ihrem Inneren auslöst, schlage ich „Lolita" von Nabokov auf. Ich lese mit größerem Erkenntnisgewinn Literatur, weil es in ihr nicht um universelle neuronale Funktionen geht, sondern um Individuen, die einen Lernprozess durchgemacht haben. Natürlich schließt das eine das andere nicht aus, die Hirnforschung negiert nicht die Kultur und Literatur – und umgekehrt. Ich will nur darauf hinweisen, dass die Neurowissenschaften oftmals nicht an unsere emotionale und kognitive Komplexität heranreichen, ja, nicht heranreichen können, weil sie das Individuum, seine Geschichte und Geschichten ausblenden. Wie soll man auch im Scanner das Phänomen Liebe entschlüsseln können, dieses Wechselbad aus Anziehung und Abstoßung, Sehnsucht nach dem Anderen und dann wieder Überdruss durch zu viel Nähe, aus dem Sich-selbst-fremd-Werden im Spiegel des Gegenübers und dann dem wieder Sich-selbst-Finden. Da kommt man mit ein bisschen Oxytozin und Dopamin nicht weit.

Skeptisch bin ich auch, weil sich im Zuge der „Biologisierung" und „Naturalisierung" des Menschen und des Lernens ein radikales Effizienz- und Leistungsdenken etabliert haben. Daran sind die Neurowissenschaftler nicht unschuldig. Schlagworte und Maximen wie „Synaptische Dichte", „Use it or lose it", „Zeitfenster" sind dafür ein Beleg. Sie stimulieren die Produktion einer geradezu boomenden Ratgeberliteratur, die die

Ergebnisse der Hirnforschung popularisiert, also vereinfacht, und zum Teil auch verfälscht, die aber genau das gefährliche Effizienzdenken, das schon die Hirnforschung unterschwellig mit sich trägt, zur Spitze treibt. Hier – bei der Ratgeberliteratur – und dort – bei vielen Hirnforschern – sind die gleichen Denkmuster am Werk und scheint ein pädagogischer Alarmismus Platz zu greifen, der bedenklich ist.

Was mich am meisten stört – und damit oute ich mich wahrscheinlich als Konservativer und Romantiker obendrein –, ist der naturwissenschaftliche Zugriff auf den Menschen, der wiederum auf seine Verfügbarkeit hinausläuft. Je mehr wir über das Gehirn wissen, desto besser können wir es auch manipulieren, je mehr wir unsere „Natur" erforschen, desto dringlicher erscheint uns deren Optimierung.

Der Neurophilosoph Thomas Metzinger, der in diesem Buch öfters zitiert wird, leitet ein Forschungsprojekt an der Universität Mainz, in der er die Gefahren des Gehirndopings analysiert. Das ist die andere Seite der Medaille. Unser Wissen über das Gehirn wächst, und schon kann es missbraucht werden, schon zerbrechen wir uns den Kopf und fragen, wie gehen wir mit den Gefahren des Gehirndopings um. In den Medien kursiert die frohe Botschaft: Es gibt Pillen, die das Denken verbessern, machen Sie sich doch einfach klüger, nicht mit Synapsentraining oder Intelligenztests, sondern mit den Wundermitteln Modafinil und Ritalin. Die steigern ihre Wachheit und Konzentrationsfähigkeit.

Wer an die Botschaft glaubt, was schon deshalb problematisch ist, weil ein wacher und konzentrierter Menschen nicht unbedingt ein kluger ist, wird unweigerlich mit ethischen, philosophischen Fragen wie diesen konfrontiert: Was sind eigentlich Verhaltensdefizite, die wir mittels Pharmaka beheben wollen, wie weit können und wollen wir noch unsere Fehler und Unzulänglichkeiten tolerieren, welche Fehler und Schusseligkeiten gehören untrennbar zu meinem Ich? Das deutet auf die andere Seite der Medaille.

Ich stelle mir einen Mann vor, der die Trennung von seiner Frau nicht erträgt, zum Arzt geht, der verschreibt ihm ein Medikament, das seine Stimmung aufhellt. Wenn wir aber so versuchen, das Negative mit dem Griff in den Pillenschrank einfach weg zu medikamentieren, wenn wir uns einreden, nur das Positive zählt, dann könnte das fatale Folgen haben: Wer immer nur Buttercremetorte isst, weiß nachher gar nicht mehr, wie sie schmeckt. Wer immer nur das Glück zulässt und in großen Portionen genießen will, bringt sich um das Wichtigste: Die Erfahrung des Negativen, Brüchigen, die für die Psychohygiene von unschätzbarem Wert ist. Wer Medikamente nimmt, um seine kognitive Leistung zu steigern, wird darüber hinaus aller Wahrscheinlichkeit nach eine völlig falsche Einschätzung von sich selbst bekommen.

Die Hirnforschung hat immer diese zwei Seiten. Sie liefert uns Wissen über uns selbst und macht uns damit manipulierbar. Gehirndoping ist das eine Thema, Lernen das andere. Schon jetzt zielen die meisten Erkenntnisse der Hirnforschung bezüglich des Lernens auf zielgerichtete Interventionen ab: Lernen mit guter Laune funktioniert angeblich am besten, also sollte der Lehrer für gute Atmosphäre sorgen, das bringt die Schülergehirne auf Trab. Lernen funktioniert gut, wenn es alle Sinne anspricht, also sollte der Lehrer das beherzigen, dann arbeitet das Schülergehirn reibungslos. Es ist das Funktionieren, um das sich alles dreht. Die Rolle des Lehrers wird von einigen Hirnforschern darauf reduziert, die äußeren Rahmenbedingungen bereitzustellen, damit das Gehirn loslegen kann. Im Grunde genommen braucht man gar keinen Lehrer mehr im traditionellen Sinne, das Gehirn ist ja – wie der Ulmer Hirnforscher Manfred Spitzer immer wieder hervorhebt – eine „Regelextraktionsmaschine“, die das meiste von selbst erledige und von selbst Regeln bilden würde. Das ist nun wirklich ein harter Schuss gegen den Bug der Pädagogik.

Unser Gehirn ist aber kein Muskel oder Motor, wie sich das Manfred Spitzer denkt; und es muss auch nicht unbedingt

„getunt“ werden, wie das die Neurobiologin Anna Katharina Braun ausdrückt. Die Rede von Motoren, Tuning, Synapsenpflege und Gehirndoping, von Musizieren und dem Wachsen von Dendriten läuft auf eins hinaus: auf das Eindringen einer rationalen Effizienz- und Wettbewerbslogik, die sich bestens integrieren kann in unsere Leistungsgesellschaft mit ihrem Ruf nach dem noch mehr, noch besser, noch schneller.

Schüler sind mehr als ihre Gehirne, Lehrer mehr als Animateure, die aus den Gehirnen der Kinder mit neurowissenschaftlich fundiertem Knowhow und pädagogischem Raffinement das Letzte herausholen wollen. Immerhin: Die meisten Hirnforscher sind in den letzten Jahren bescheiden geworden und räumen ein, noch viel zu wenig zu wissen, gerade was den Lernprozess des Individuums betrifft. Das wenige, was sie im Moment dazu beitragen können, läuft auf Dopaminausschüttung, Mustererkennung und -konsolidierung, auf die Rolle der Emotionen und die Funktion des Gedächtnisses hinaus. Aber sie haben gleichzeitig nolens volens ein biologistisches Konzept ins Spiel gebracht, das dem Effizienzgedanken mit dem Terminus „gehirngerecht“ eine neue Brisanz verleiht.

Ironischerweise bekommen die Hirnforscher ungewollt Schützenhilfe seitens der Bildungspolitik, die sie ja oftmals so vehement kritisieren. In Deutschland gibt es seit Jahren die PISA-Diskussion, bei der die deutschen Schüler nicht gerade gut abschneiden. Da sucht man nach schnellen Lösungen und findet sie bei der Hirnforschung. Fast flächendeckend wurde bei uns das achtjährige Abitur eingeführt, das bedeutet fast immer: Mehr Stoff muss vermittelt werden. Logisch, dass eine Wissenschaft, die zeigt, wie man besser lernt, Gefahr läuft, von dieser Bildungspolitik instrumentalisiert zu werden. Das führt zu einer Verquickung von Forschungs- und bildungspolitischen Interessen, die neurowissenschaftliche Aussagen verformt und mit einer Dringlichkeit versieht, die kontraproduktiv ist. Nebensächlich scheint die Frage geworden zu sein: Was für Kinder wollen wir eigentlich? Dopaminjunkies? Gehirnakrobaten? Sprachgenies?

In erster Linie wollen wir glückliche Kinder, die sich frei entfalten können, für die Wissen nichts mit einer Leistungsschau zu tun hat, sondern mit lebenspraktischen Strategien, die ihnen helfen, entscheidungsfähig zu sein, das Leben autonom und sinnvoll zu gestalten, den Verführungen der Medien- und Konsumgesellschaft zu widerstehen. Die vor allem umgehen können mit Widrigkeiten aller Art, mit Erfahrungen von Schmerz, Trennung, Tod. Da kommt man nicht weit mit neurowissenschaftlichen Techniken zum Wissenserwerb, auch nicht mit Podiumsdiskussionen über eine möglichst frühe Förderung der Kinder schon in der Vorschule.

Ich bin fest davon überzeugt, dass unsere Kultur mehr über solche Aspekte zu sagen vermag als die Experimente der Hirnforscher. Kulturelle Erzeugnisse wie Literatur, Pädagogik, Psychologie, Kunst basieren nicht auf der Quantifizierung der Welt in Wissenshäppchen, Neurotransmitterausschüttungen und Bereitschaftspotenziale. Das ist zu einfach gedacht.

Ich votiere deshalb für eine neue starke Kulturwissenschaft, die endlich einmal selbstbewusst sagen kann, warum sie unverzichtbar ist, warum sie die Erkenntnisse der Hirnforschung nicht nur kritisch kommentieren will und kann, sondern warum sie es manchmal besser weiß. Und ich plädiere für eine Pädagogik, die ebenso selbstbewusst Paroli bietet.

Wir verdanken den Naturwissenschaften einen großen Teil unserer Zivilisations- und Fortschrittsgeschichte, die auf Naturbeherrschung beruht, auf der Therapierbarkeit von Krankheiten, auf Einsichten über das Weltall und seine Entstehung, auf Einsichten über unsere Stellung im Kosmos und unsere Wurzeln, auf technischem Knowhow. Alles scheint machbar: Lebensverlängerung, Sieg über Krebs und Aids, Therapie mit Stammzellen, lebenslanges Lernen, lebenslanger Optimismus, der getragen wird von einem plastischen Gehirn, die Welt der Zukunft erscheint rosig.

Aber ist es nicht auch so: Je mehr objektiviertes Wissen wir sammeln, desto größer wird paradoxerweise unser Nichtwissen. Es gibt für jede Wissenschaft Grenzen. Für die Neurowissenschaften lässt sich das so formulieren: Nicht alles ist messbar, es bleiben Leerstellen, und genau das sind die Freiräume für die Arbeit am Begriff. Neuronen tauschen Transmitter aus, wir tauschen Gefühle, Ideen, Gedanken, Erfahrungen und Geschichten aus. Da bestehen qualitative Unterschiede, die man nicht einfach mit dem Scanner wegwischen kann. Die Hirnforschung ist auf dem Weg!

Literatur

Bücher:

Aamodt, Sandra und Samuel Wang: Welcome to your Brain. Ein respektloser Führer durch die Welt unseres Gehirns. München 2008.

Albert und Stapf (Hg.): Enzyklopädie der Psychologie. Göttingen, Bern, Toronto 1996.

Andrich, Jürgen und Nikolaus Lützel: Das Universum im Kopf. Wie unser Gehirn funktioniert. Berlin 2008.

Bauer, Joachim: Warum ich fühle, was du fühlst. Hamburg 2005.

Bauer, Joachim: Lob der Schule. Hamburg 2007.

Bauer, Joachim: Das kooperative Gen. Abschied vom Darwinismus. Hamburg 2008.

Becker, A. u. a.: Gene, Meme und Gehirne. Geist und Gesellschaft als Natur. Frankfurt am Main 2003.

Becker, Nicole: Die neurowissenschaftliche Herausforderung der Pädagogik. Bad Heilbrunn 2006.

Birkenbihl, Vera: Stroh im Kopf? Vom Gehirn-Besitzer zum Gehirn-Benutzer. München 2007.

Birkenbihl, Vera: Trotzdem lernen. München 2006.

Blakemore, Sarah-Jayne u. Utah Frith: Wie wir lernen. Was die Hirnforschung darüber weiß. München 2006.

Braitenberg, Valentin: Das Bild der Welt im Kopf. Stuttgart 2009.

Breidbach, Olaf: Die Materialisierung des Ich. Zur Geschichte der Hirnforschung im 19. und 20. Jahrhundert. Frankfurt am Main 1997.

Brizendine, Louann: Das weibliche Gehirn. Hamburg 2006.

Bruer, John T.: Der Mythos der ersten drei Jahre. Warum wir lebenslang lernen. Weinheim 2003.

Caspary, Ralf (Hg.): Nur wer Fehler macht, kommt weiter. Wege zu einer neuen Lernkultur. Freiburg im Breisgau 2008.

Caspary, Ralf (Hg.): Lernen und Gehirn. Der Weg zu einer neuen Pädagogik. Freiburg im Breisgau 2006.

Caspary, R. (Hg.): AULA. Wissenschaft für neugierige Kinder. Köln 2008.

Damásio, Antonio: Ich fühle, also bin ich. München 2002.

Dawkins, Richard: Das egoistische Gen. Heidelberg 1994.

Dehaene, Stanislas: Der Zahlensinn oder warum wir rechnen können. Basel 1999.

De Waal, Frans: Der Affe in uns. Warum wir sind, wie wir sind. München, Wien 2006.

Düweke, Peter: Kleine Geschichte der Hirnforschung. München 2001.
Elschenbroich, Donata: Weltwissen der Siebenjährigen. Wie Kinder die Welt entdecken können. München 2001.
Fischer, Ernst Peter: Die andere Bildung. Was man von den Naturwissenschaften lernen sollte. München 2001.
Fukuyama, Francis: Das Ende des Menschen. Stuttgart, München 2002.
Junker, Thomas: Die Evolution des Menschen. München 2006.
Geyer, Christian (Hg.): Hirnforschung und Willensfreiheit. Zur Deutung der neuesten Experimente. Frankfurt am Main 2004.
Gigerenzer, Gerd: Bauchentscheidungen. Die Intelligenz des Unbewussten und die Macht der Intuition. München 2007.
Grün, Klaus-Jürgen und Gerhard Roth (Hg.): Das Gehirn und seine Freiheit. Göttingen 2006.
Grüning, Christian: Garantiert erfolgreich lernen. Nördlingen 2006.
Gruß, Peter (Hg.): Die Zukunft des Alterns. München 2007.
Hagner, Michael: Homo cerebralis. Der Wandel vom Seelenorgan zum Gehirn. Frankfurt am Main 2008.
Hagner, Michael: Der Geist bei der Arbeit. Göttingen 2006.
Häusel, Hans-Georg (Hg.): Neuromarketing. Freiburg im Breisgau, Berlin, München 2007.
Heuser, Uwe Jean: Humanomics. Die Entdeckung des Menschen in der Wirtschaft. Frankfurt am Main, New York 2008.
Hüther, Gerald: Bedienungsanleitung für ein menschliches Gehirn. Göttingen 2002.
Hüther, Gerald und Cornelia Nitsch: Kinder gezielt fördern. München 2004.
Janich, Peter: Kleine Philosophie der Naturwissenschaften. München 1997.
Janich, Peter: Kein neues Menschenbild. Zur Sprache der Hirnforschung. Frankfurt am Main 2009.
Kagan, Jerome: Die drei Grundirrtümer der Psychologie. Weinheim 2000.
Kandel, Eric R.: Psychiatrie, Psychoanalyse und die neue Biologie des Geistes. Frankfurt am Main 2006.
Kast, Bas: Wie der Bauch dem Kopf beim Denken hilft. Die Kraft der Intuition. Frankfurt am Main 2007.
Koch, Marianne: Körper-Intelligenz. Was Sie wissen sollten, um jung zu bleiben. München 2003.
Krüger, Hans-Peter (Hg.): Hirn als Subjekt? Philosophische Grenzfragen der Neurobiologie. Berlin 2007.
Largo, Remo H.: Babyjahre. Entwicklung und Erziehung in den ersten vier Jahren. München 2007.
Löhle, Monika: Wie Kinder ticken. Bern 2007.

Maar, Christa (Hg.) u. a.: Iconic Turn. Köln 2004.
Markowitsch, Hans J. und W. Siefer: Tatort Gehirn. Auf der Suche nach dem Ursprung des Verbrechens. Frankfurt am Main, New York 2007.
Maturana, Humberto R. und Francisco J. Varela: Der Baum der Erkenntnis. Die biologischen Wurzeln des menschlichen Erkennens. München 1984.
Mitgutsch, Konstantin u. a.: Dem Lernen auf der Spur. Die pädagogische Perspektive. Stuttgart 2008.
Neubauer, Aljoscha und Elsbeth Stern: Lernen macht intelligent. Warum Intelligenz gefördert werden muss. München 2007.
Newberg, Andrew u.a.: Der gedachte Gott. Wie Glaube im Gehirn entsteht. München 2003.
OECD (Hg.): Wie funktioniert das Gehirn. Auf dem Weg zu einer neuen Lernwissenschaft. Stuttgart, New York 2003.
Pauen, Michael und Gerhard Roth: Freiheit, Schuld und Verantwortung. Grundzüge einer naturalistischen Theorie der Willensfreiheit. Frankfurt am Main 2008.
Pauen, Michael und Gerhard Roth: Neurowissenschaften und Philosophie. München 2001.
Pauen, Sabina: Was Babys denken. Eine Geschichte des ersten Lebensjahres. München 2006.
Precht, Richard David: Liebe. Ein unordentliches Gefühl. München 2009.
Riegas, Volker und Christian Vetter: Zur Biologie der Kognition. Frankfurt am Main 1990.
Roth, Gerhard: Fühlen, Denken, Handeln. Frankfurt am Main 2003.
Roth, Gerhard: Aus Sicht des Gehirns. Frankfurt am Main 2003.
Schwarz, Friedhelm: Der Griff nach dem Gehirn. Wie Neurowissenschaftler unser Leben verändern. Hamburg 2007.
Siefer, Werner und Christian Weber: Ich. Wie wir uns selbst erfinden. Frankfurt am Main, New York 2006.
Slater, Lauren: Von Menschen und Ratten. Die berühmten Experimente der Psychologie. München 2005.
Small, Gary: iBrain. Wie die neue Medienwelt Gehirn und Seele unserer Kinder verändert. Stuttgart 2009.
Spitzer, Manfred: Gott-Gen und Großmutterneuron. Geschichten von Gehirnforschung und Gesellschaft. Stuttgart, New York 2006.
Spitzer, Manfred: Vorsicht Bildschirm! Elektronische Medien, Gehirnentwicklung, Gesundheit und Gesellschaft. Stuttgart 2005.
Spitzer, Manfred: Lernen. Gehirnforschung und die Schule des Lebens. Heidelberg, Berlin 2002.
Sturma, Dieter (Hg.): Philosophie und Neurowissenschaften. Frankfurt am Main 2006.

Tebel-Nagy, Claudia: Gedächtnis. Wie Eltern ihr Kind unterstützen. München 2008.
Thorbrietz, Petra: Konzentration. Wie Eltern ihr Kind unterstützen können. München 2007.
Wagner, Beatrice: Männer. Die längst fällige Bedienungsanleitung. Göttingen 2008.

Aufsätze in Büchern, Fachmagazinen und Zeitungen:
Assheuer, Thomas und Ulrich Schnabel: Der Mensch bleibt sich ein Rätsel. Ein Gespräch mit dem Tübinger Philosophen Manfred Frank über die Illusionen der Hirnforschung und ihre zweifelhaften politischen Folgen. In: Die Zeit, 27.8.2009.
Ayan, Steve: Lernen ist ein kommunikativer Akt. Interview mit Uta Frith. In: Gehirn & Geist, 9/2009.
Ayan, Steve und H. Hanser: Frischer Wind im Klassenzimmer. In: Geist & Gehirn, 6/2009.
Beck, Tobias: Der Brabbeltest. In: Die Zeit, 22.7.2004.
Becker, Nicole: Reißt die Zeitfenster auf! In: Frankfurter Allgemeine Zeitung, 10.6.2008.
Bennett, M. R. und P. M. S. Hacker: Philosophie und Neurowissenschaften. In: Sturma, Philosophie und Neurowissenschaften.
Berninger, Benedikt und Magdalena Götz: Nachwuchsförderung im Gehirn. In: Gehirn & Geist, 7–8/2009.
Birbaumer, Niels: Hirnforscher als Psychoanalytiker. In: Geyer, Hirnforschung und Willensfreiheit.
Brandt, Reinhard: Ick bün all da. Ein neuronales Erregungsmuster. In: Geyer, Hirnforschung und Willensfreiheit.
Braun, Anna Katharina: Wie Gehirne laufen lernen. In: Magdeburger Wissenschaftsjournal, 2/2004.
Braun, Anna Katharina: Frühe Erfahrungen beeinflussen die Entwicklung des Gehirns. In: Die Hebamme, 4/2001.
Braun, Anna Katharina: Die Verblödung fängt mit der Geburt an. In: Die Tageszeitung, 28.10.2002.
Braun, Anna Katharina: Lernen in der Kindheit optimiert das Gehirn. In: RdjB, 4/2006.
Braun, Anna Katharina: Wie Gehirne laufen lernen oder: „Früh übt sich, wer ein Meister werden will“. In: Zeitschrift für Pädagogik, 50. Jg., 4/2004.
Bublitz, Christoph u.a.: Das optimierte Gehirn. In: Gehirn & Geist, 11/2009.
Buchheim, Thomas: Wer kann, der kann auch anders. In: Geyer, Hirnforschung und Willensfreiheit.

Buss, David M.: Evolutionspsychologie – ein neues Paradigma für die psychologische Wissenschaft? In: Becker, Gene, Meme und Gehirne.
Das Manifest. Elf führende Neurowissenschaftler über Gegenwart und Zukunft der Hirnforschung. In: Gehirn & Geist, 6/2004.
Dehaene, S. u.a.: Sources of mathematical thinking: behavioural and brain imaging evidence. In: Science, 1999, 284.
Dennett, Daniel C.: Zum Schutz der wissenschaftlichen Untersuchung des Bewusstseins vor ideologischen Debatten. In: Becker, Gene, Meme und Gehirne.
Einzmann, Simone: Aus Mangel an Gefühlen. In: Gehirn & Geist, 7–8/2009.
Erk, Susanne, M. Spitzer u.a.: Cultural Objects modulate Reward Circuitry. In: Neuroreport, 2002/13.
Falkenburg, Brigitte: Was heißt es, determiniert zu sein? Grenzen der naturwissenschaftlichen Erklärung. In: Sturma, Philosophie und Neurowissenschaften.
Fried, Johannes: Geschichte und Gehirn. In. Geyer, Hirnforschung und Willensfreiheit.
Geyer, Christian: Hirn als Paralleluniversum. In: Geyer, Hirnforschung und Willensfreiheit.
Goschke, Thomas.: Gedächtnis und Emotion. In: Albert/Stapf (Hg.), Enzyklopädie der Psychologie.
Graf, Friedrich Wilhelm: Brain me up! Gibt es einen neurologischen Gottesbeweis? In: Geyer, Hirnforschung und Willensfreiheit.
Grün, Klaus-Jürgen: Hirnphysiologische Wende der Transzendentalphilosophie Immanuel Kants. In: Grün/Roth, Das Gehirn und seine Freiheit.
Grün, Klaus-Jürgen: Gekränkte Freiheit. Interview mit Wolf Singer. In: Grün/Roth, Das Gehirn und seine Freiheit.
Häusel, Hans-Georg: Limbic: Die Emotions- und Motivwelten im Gehirn des Kunden und Konsumenten kennen und treffen. In: Häusel, Neuromarketing.
Häusel, Hans-Georg: „Ein wichtiges Thema der zukünftigen Hirnforschung werden die individuellen Unterschiede zwischen Menschen sein“. Interview mit Manfred Spitzer. In: Häusel, Neuromarketing.
Hausmann, Markus: Hormonelle Harmonie. In: Gehirn & Geist, 9/2009.
Haynes, John-Dylan: Predicting the Stream of Consciousness from Activity in Human Visual Cortex. In: Current Biology, 15/2005.
Held, Dirk und Christian Scheier: Die Neuro-Logik erfolgreicher Markenkommunikation. In: Häusel, Neuromarketing.
Helmrich, Herbert: Wir können auch anders: Kritik der Libet-Experimente. In: Geyer, Hirnforschung und Willensfreiheit.

Herrmann, Ulrich: Lernen findet im Gehirn statt. In: Caspary, Lernen und Gehirn.
Herrmann, Ulrich: Gehirnforschung und die Pädagogik des Lehrens und Lernens. In: Zeitschrift für Pädagogik, Jg. 50, 4/2004.
Herwig, Uwe: Der Blick nach Innen. In: Gehirn & Geist, 9/2009.
Höffe, Otfried: Der entlarvte Ruck. Was sagt Kant den Hirnforschern? In: Geyer, Hirnforschung und Willensfreiheit.
Hubel D. H. und T. N. Wiesel: Plasticity of ocular dominance columns in monkey striate cortex. In: Philosophical Transactions of the Royal Society of London, 1977.
Hubert, Mirja und Peter Kennig: Im Kopf des Konsumenten. In: Gehirn & Geist, 1–2/2009.
Hüther, Gerald: Wie lernen Kinder? In: Caspary, Lernen und Gehirn.
Hüther, Gerald: Die Bedeutung sozialer Erfahrung für die Strukturierung des menschlichen Gehirns. In: Zeitschrift für Pädagogik, Jg. 50, 4/2004.
Janich, Peter: Der Streit der Welt- und Menschenbilder. In: Sturma, Philosophie und Neurowissenschaften.
Kahl, Reinhard: Was Hänschen lernt. In: Die Zeit, 3.4.2003.
Kaiser, Gerhard: Warum noch debattieren? Determinismus als Diskurskiller. In: Geyer, Hirnforschung und Willensfreiheit.
Kempermann, Gerd: Nicht ausgeliefert an Zeit und Welt: Die Plastizität des alternden Gehirns. In: Gruß, Die Zukunft des Alterns.
Kennig, Peter: Neuromarketing: Vom Hype zur Realität. In: Häusel, Neuromarketing.
Kerstan, Thomas: Wissen schlägt Intelligenz. Kerstan im Gespräch mit Elsbeth Stern. In: Die Zeit, 26.3.2003.
Koch, Christof: Die Zukunft der Hirnforschung. Das Bewusstsein steht vor seiner Enthüllung. In: Geyer, Hirnforschung und Willensfreiheit.
Kraus, Josef: Was hat Bildung mit Gehirnforschung zu tun? In: Caspary, Lernen und Gehirn.
Kröber, Hans-Ludwig: Die Hirnforschung bleibt hinter dem Begriff strafrechtlicher Verantwortlichkeit zurück. In: Geyer, Hirnforschung und Willensfreiheit.
Krüger, Hans-Peter: Die neurobiologische Naturalisierung reflexiver Innerlichkeit. In: Geyer, Hirnforschung und Willensfreiheit.
Kuhl, Patricia K.: Early language acquisition: cracking the speech code. In: Nature Reviews, 5/2004.
Künkler, Tobias: Lernen im Zwischen. Zum Zusammenhang von Lerntheorien, Subjektkonzeptionen und dem Vollzug des Lernens. In: Mitgutsch, Dem Lernen auf der Spur.

Langlitz, Nicolas: Das Gehirn ist kein Muskel. In: Frankfurter Allgemeine Sonntagszeitung, 3.1.2010.
Libet, Benjamin: Haben wir einen freie Willen? In: Geyer, Hirnforschung und Willensfreiheit.
Markowitsch, H. und J. Daum: Neuropsychologische Erklärungsansätze für kognitive Phänomene. In: Pauen/Roth, Neurowissenschaften und Philosophie.
Mayer, Helmut: Ach, das Gehirn. In: Geyer, Hirnforschung und Willensfreiheit.
Neubauer, Aljoscha u. a.: Intelligence and individual differences in becoming neurally efficient. In: Acta Psychologica, 2004, Bd. 116, H. 1.
Neubauer, Aljoscha u. a.: Intelligence and neural efficiency: The influence of task content and sex on the brain-IQ relationship. In: Intelligence, 30/2002.
Neuhaus, Carolin und Bernd Weber: Preise im Kopf: Vom Teuro zur Schnäppchenjagd. In: Häusel, Neuromarketing.
Pauen, Sabina: Zeitfenster der Gehirn- und Verhaltensentwicklung. In: Zeitschrift für Pädagogik, Jg. 50, 4/2004.
Paulus, Jochen: Lernrezepte aus dem Hirnlabor. In: Die Zeit, 11.9.2003.
Precht, Richard David und Gerhard Roth: Die Ratio allein bewegt überhaupt nichts. Spiegel-Streitgespräch. In: Der Spiegel, 21.4.2009.
Prinz, Wolfgang: Der Mensch ist nicht frei. In: Geyer, Hirnforschung und Willensfreiheit.
Prinz, Wolfgang: Neue Ideen tun Not. Um Phänomene wie Bewusstsein und Subjektivität zu erklären, brauchen wir eine neue Rahmentheorie, die kulturelle und soziale Einflüsse berücksichtigt. In: Gehirn & Geist, 6/2004.
Rizzolatti, G. u.a.: The mirror system in humans. In: Mirror Neurons and the Evolution of Brain and Language, 2003.
Rösler, Frank: Es gibt Grenzen der Erkenntnis – auch für die Hirnforschung! In: Gehirn & Geist, 6/2004.
Roth, Gerhard: Möglichkeiten und Grenzen von Wissensvermittlung und Wissenserwerb. In: Caspary, Lernen und Gehirn.
Roth, Gerhard: Worüber dürfen Hirnforscher reden – und in welcher Weise? In: Geyer, Hirnforschung und Willensfreiheit.
Roth, Gerhard: Wir sind determiniert. Die Hirnforschung befreit von Illusionen. In: Geyer, Hirnforschung und Willensfreiheit.
Roth, Gerhard: Willensfreiheit und Schuldfähigkeit aus der Sicht der Hirnforschung. In: Grün/Roth, Das Gehirn und seine Freiheit.
Scheich, Henning: Lernen unter der Dopamindusche. In: Die Zeit, 18.9.2003.
Schirp, Heinz: Neurowissenschaften und Lernen. In: Caspary, Lernen und Gehirn.

Schleim, Stephan: Wegweiser durch den Neurodschungel. In: Gehirn & Geist, 7–8/2009.
Schmidt, Mathias V. und Lars Schwabe: Stress. In: Gehirn & Geist, 1–2/2010.
Schnabel, Ulrich: Auf der Suche nach dem Kapiertrieb. In: Die Zeit, 6.3.2007.
Schumacher, Ralph: Wie viel Gehirnforschung verträgt die Pädagogik? In: Caspary, Lernen und Gehirn.
Schumacher, Ralph: Macht Mozart schlau? Die Förderung kognitiver Kompetenzen durch Musik. Band 18 der Reihe „Bildungsforschung" des Bundesinnenministeriums für Bildung und Forschung, 2007.
Schumacher, Ralph: Die prinzipielle Unterbestimmtheit der Hirnforschung im Hinblick auf die Gestaltung schulischen Lernens. In: Sturma, Philosophie und Neurowissenschaften.
Schumacher, Ralph: Was heißt es, etwas verstanden zu haben? Menschliches Lernen aus der Sicht der Psychologie. In: Forschung & Lehre, 12/2009.
Singer, Wolf: Verschaltungen legen uns fest: Wir sollten aufhören, von Freiheit zu sprechen. In: Geyer, Hirnforschung und Willensfreiheit.
Singer, Wolf: Über Bewusstsein und unsere Grenzen. In: Becker, Gene, Meme und Gehirne.
Sommer, Volker: Geistlose Affen oder äffische Geisteswesen? Eine Exkursion durch die mentale Welt unserer Mitprimaten. In: Becker, Gene, Meme und Gehirne.
Spitzer, Manfred: Medizin für die Pädagogik. In: Die Zeit, 18.9.2003.
Spitzer, Manfred: Plädoyer für eine evidenzbasierte Pädagogik. In: Caspary, Lernen und Gehirn.
Spitzer, Manfred: Ihr sollt euch wundern. In: Die Zeit, 17.11.2005.
Spitzer, Manfred: Wo sitzt der Ärger im Gehirn. In: Caspary (Hg.), AULA. Wissenschaft für neugierige Kinder.
Spitzer, Manfred: Das Gehirn und seine Fehler. In: Caspary, Nur wer Fehler macht, kommt weiter.
Spychiger, Maria: Ein offenes Spiel. Lernen aus Fehlern und Entwicklung von Fehlerkultur. In: Caspary, Nur wer Fehler macht, kommt weiter.
Stern, Elsbeth: Rezepte statt Rezeptoren. In: Die Zeit, 25.9.2003.
Stern, Elsbeth: Wie viel Hirn verträgt die Schule? In: Caspary, Lernen und Gehirn.
Sturma, Dieter: Ausdruck von Freiheit. Über Neurowissenschaften und die menschliche Lebensform. In: Sturma, Philosophie und Neurowissenschaften.
Thimm, Katja: Guten Morgen, liebe Zahlen. In: Der Spiegel, 1.7.2002.
Traindl, Arndt: Neuromarketing am Point of Sale (POS): Mit Neuronen zu Millionen. In: Häusel, Neuromarketing.

Vaas, Rüdiger: Gläubige Gehirne. In: Gehirn & Geist, 1/2010.
Vaas, Rüdiger: Der Nutzen des Himmels. In: Gehirn & Geist, 1/2010.
Vorgan, Gigi und Gary Small: Die Kluft in den Köpfen. In: Psychologie heute, 12/2009.
Wandtner, Reinhard: Führen mit mehr Geist oder mehr Hirn. Der letzte Schrei der Forschung: Neuroleadership. In: Frankfurter Allgemeine Zeitung, 1.7.2009.
Westerhoff, Nikolaus: Neurodidaktik auf dem Prüfstand. In: Gehirn & Geist, 12/2008.
Westerhoff, Nikolaus: Der gefühlte Preis. In: Gehirn & Geist, 1–2/2009.
Wingert, Lutz: Gründe zählen. Über einige Schwierigkeiten des Bionaturalismus. In: Geyer, Hirnforschung und Willensfreiheit.
Wolf, Christian: Macht Armut dumm? In: Gehirn & Geist, 10/2009.
Zeki, Semir: Dante, Michelangelo und Wagner. Das Gehirn als Konstrukteur genialer Kunstwerke. In: Maar (Hg.), Iconic Turn.

Radiosendungen:
Becker, Nicole: Achtung Zeitfenster. Die Grenzen der Neurodidaktik. SWR 2 Aula, 9.11.2008.
Breidbach, Olaf: Das Ich im Kopf – Geschichte und Gegenwart der Hirnforschung. SWR 2 Aula, 20.6.2004.
Caspary, Ralf: Das Ich und sein Gehirn. Revolutioniert die Hirnforschung das Menschenbild? SWR 2 Wissen, Feature, 5.5.2004
Caspary, Ralf: Der Irrtum ist der Schlüssel zu Erfolg. Warum wir eine neue Fehlerkultur brauchen. SWR 2 Wissen, Feature, 6.12.2006.
Elger, Christian E.: Kauf mit dem limbischen System. Was ist Neuromarketing? SWR 2 Aula, 30.8.2009.
Lauer, Gerhard: Lesen mit Spiegelneuronen – was ist Neurogermanistik? SWR 2 Aula, 4.5.2008.
Maio, Giovanni: Werte für den Arzt. Herausforderungen der medizinischen Ethik. SWR 2 Aula, 11.6.2009.
Markowitsch, Hans J.: Das Ich und seine Vergangenheit. Wie funktioniert das Gedächtnis? SWR 2 Aula, 21.8.2005.
Markowitsch, Hans J.: Freuds Comeback. Wie die Hirnforschung die Psychoanalyse bestätigt. SWR 2 Aula, 23.4.2006.
Schumacher, Ralph: Latein macht klug. Lernirrtümer und ihre Ursachen. SWR 2 Aula, 11.1.2009.
Schumacher, Ralph: Musik macht klug? Wie wirkt sich die Welt der Klänge aufs Gehirn aus? SWR 2 Aula, 9.4.2006.
Spitzer, Manfred: Es gibt nichts Gutes, außer man tut es. Die Hirnforschung und die Frage, was uns zum Handeln antreibt. SWR 2 Aula, 13.6.2004.

Wetz, Franz Josef: Kein Gott, keine Freiheit, na und? Die Grenzen des Naturalismus. SWR 2 Aula, 17.8.2008.

Internet-Artikel:
Bürger, Thomas: Neurodidaktische Reflexionen. Neurobiologische Erkenntnisse grundschuldidaktisch gewendet, 2007. http://geb.uni-giessen.de/geb/volltexte/2007/4867/.
ETH Zürich: Neuromythen. Http://www.educ.ethz.ch/ll/nw/nm/nm1-7.
Nash, Madeleine: Fruchtbarer Geist. Von Geburt an findet eine rasante Vermehrung der kindlichen Gehirnzellen statt. (...) Die ersten drei Lebensjahre sind dabei entscheidend. mittendrin. Bundesverband behinderter Pflegekinder, 2003. http://www.mittendrin- magazin.de/archiv/9902/geist.html.
Report 3/2003: Literatur- und Forschungsreport Weiterbildung. Gehirn und Lernen. Jg. 26,
The Santiago declaration, 31.3.2007. http://www.jsmf.org/santiagodeclaration.

Ralf Caspary
Alles Neuro?